CULTURE IN VITRO

DES

CELLULES CANCÉREUSES

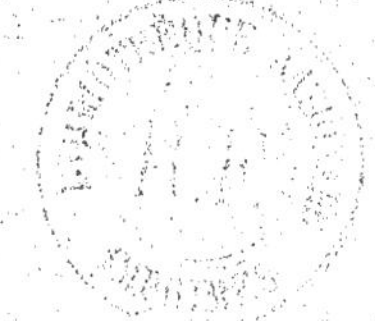

PAR

MARIE BRA

AVEC 79 FIGURES INTERCALÉES DANS LE TEXTE

PARIS
A. POINAT, ÉDITEUR
11, RUE DUPUYTREN, 11
1909

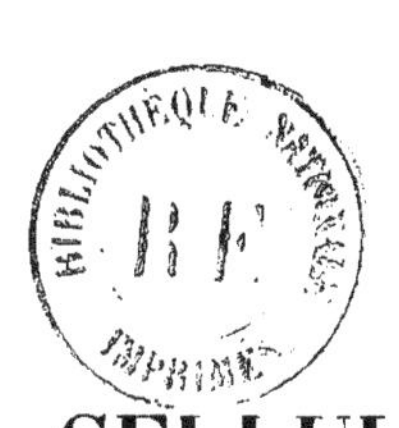

CULTURE IN VITRO

DES

CELLULES CANCÉREUSES

CULTURE IN VITRO

DES

CELLULES CANCÉREUSES

PAR

MARIE BRA

AVEC 79 FIGURES INTERCALÉES DANS LE TEXTE

PARIS
A. POINAT, ÉDITEUR
11, RUE DUPUYTREN, 11

1909

CULTURE IN VITRO

DES

CELLULES CANCÉREUSES

> « Ce n'est pas le tissu normal qui dégénère en tissu cancéreux, mais bien au sein du tissu normal que s'opère une production morbide hétéromorphe parasitaire. »
>
> CRUVEILHIER, *Anatomie pathologique*.

> « Le caractère fondamental du cancer comme tissu, est de constituer une véritable substitution d'une matière nouvelle aux tissus normaux au milieu desquels il est disposé.... Ce n'est pas la fibre musculaire ou l'élément glandulaire qui devient cancéreux, c'est la place que ces éléments occupaient qui est envahie par le cancer. »
>
> LEBERT, *Physiologie pathologique*, 1845; *Traité des maladies cancéreuses*, 1851.

Les métastases et les inoculations démontrent que la cellule cancéreuse est l'agent même de la maladie du cancer. On est d'accord sur ce fait, mais on l'est beaucoup moins sur la manière de l'interpréter. En admettant, en effet — et c'est l'hypothèse la plus en faveur — que cette cellule dérive d'une cellule normale de l'organisme, comment se fait-il que ne possédant par elle-même aucun caractère infectieux, elle puisse se transformer en agent d'infection?

Cellule émancipée, cellule en révolte, cellule anarchique, cellule muée — on ne sait comment — en une sorte de parasite animal? Des diverses théories *cellulaires* émises pour appuyer cette interprétation, théorie des germes embryonnaires, théories hétérotopiques, théorie de la sélection pathologique, etc., aucune ne définit nettement l'irritation qui crée cette cellule et n'explique surtout la persistance illimitée de cette irritation.

Cellule parasitée, cellule transformée, indéfiniment proliférée sous l'influence d'un agent virulent ou toxique? Hypothèse séduisante et simple, trop simple, à mon avis, pour expliquer les variétés, les modalités et la mutabilité des types cellulaires observés. S'il y avait, d'ailleurs, prolifération des éléments de l'hôte, c'est assurément dans la zone d'envahissement des tumeurs spontanées ou expérimentales qu'on devrait la rencontrer. Or, il n'en est rien. Dans le cancer humain, comme le fait tout récemment encore ressortir Ménétrier dans son livre, *Le cancer*, les éléments de nos tissus envahis par le processus néoplasique dégénèrent, mais ne manifestent aucun des phénomènes réactionnels actifs qu'ils présentent dans leur défense contre les corps étrangers, contre les microbes. Léo Loeb, Ehrlich ont observé, d'autre part, que si l'on transplante chez la souris un fragment de carcinome ou de sarcome, c'est bien des cellules inoculées et nullement des cellules appartenant à l'animal, que proviennent les cellules filles, autrement dit que ce fragment se développe comme un organisme étranger dans l'organisme de la souris qui sert passivement de milieu de culture.

J'avoue — au risque d'être accusé de remonter à un demi-siècle en arrière, à la période des premières applications du microscope à l'étude des tumeurs et de revenir aux idées de Lebert, Broca, Follin, Verneuil — j'avoue avoir toujours été plus frappé des différences qui séparent la cellule épithéliale de la cellule cancéreuse que des analogies qui les réunissent et je pense qu'il faut quelque complaisance pour découvrir une descendance directe entre cette cellule et la cellule cancéreuse dûment caractérisée, de la cellule cancéreuse avec ses formes géantes, son hyperchromatose, son protoplasma fibrillaire, rayonné, ses noyaux multiples, hypertrophiques, monstrueux, débordants, si remarquables par leur fragmentation, leurs divisions anormales, leurs étonnantes arborescences, de la cellule cancéreuse avec ses inclusions toujours énigmatiques en dépit des efforts des histologistes, ses granulations, ses vésicules, ses boules hyalines colloïdes, ses lacunes radiées, ses figures en « œil d'oiseau », ses cellules filles, sa multiplication indéfinie, ses facultés migratrices, ses transformations, son orientation en cordons, en traînées, sa composition chimique différente, sa richesse glycogénique, ses propriétés destructives, sa virulence progressive à la suite des inoculations expérimentales répétées, sa sensibilité élective aux rayons de Röntgen et aux émanations du radium, sa plus grande résistance dans les liquides cyto-nocifs....

A s'en tenir à la morphologie seule, s'il est déjà difficile de rattacher la cellule cancéreuse à la cellule épithéliale, lorsqu'il s'agit des formes *métatypiques* pour lesquelles on est obligé de chercher dans les cellules de l'embryon ou dans les processus pathologiques des similitudes, des éléments de gradation, des stades intermédiaires, cette filiation, cependant passée à l'état de dogme scientifique, est, de l'aveu même des anatomo-pathologistes, impossible pour les formes *atypiques* qui ne conservent aucun caractère des éléments dont elles sont sensées dériver.

Autrement dit, la cellule cancéreuse s'éloigne d'autant plus de son ascendant qu'elle atteint son plus parfait développement!

Dans les néoplasies conjonctives, la reconnaissance des types originels est plus difficile encore. Les grandes cellules fusiformes, à pointes effilées, traversées dans leur plus grand diamètre par des filaments, les cellules rondes, les cellules géantes du sarcome ne rentrent dans aucune des espèces cellulaires normales, et pour établir la filiation avec la cellule conjonctive, on en est réduit, en désespoir de cause, à puiser les analogies dans les lésions inflammatoires et même dans les tumeurs bénignes, fibromes, adénomes, ce qui n'est pas frappé au coin d'une logique excessive, car il pourrait se faire, — aucun fait positif n'autorise à l'infirmer, — que sarcome, fibrome, adénome et même certaines lésions inflammatoires, — néoplasies avortées ou en préparation peut-être, — fussent dominés par une pathogénie commune. Les termes de transition, de passage d'un type à un autre, présentés par les tumeurs épithéliales, les néoplasies mixtes à tissus multiples qui ne peuvent être rangées ni dans les sarcomes ni dans les épithéliomes, la présence chez le même sujet de tumeurs de variétés différentes, la coexistence, la transformation, la succession dans le même néoplasme, des types les plus différenciés des séries épithéliale et conjonctive, l'identité de fonctions — fonction glycogénique, fonction pigmentaire mélanique, — des éléments cellulaires qui caractérisent ces séries, faisaient déjà entrevoir que les barrières placées entre ces diverses productions sont assez fragiles. Ehrlich, obtenant, par inoculation à la souris d'un adéno-carcinome avec kystes, des tumeurs mixtes à la dixième génération (fait vérifié depuis par Haaland et d'autres auteurs), un carcinome typique à la quatorzième, Ehrlich, découvrant que l'immunisation contre le carcinome immunise aussi contre le sarcome, partiellement aussi contre le chondrome et réciproquement, Ehrlich a fourni à cette manière de voir un appui considérable et porté le premier coup aux idées régnantes sur les tumeurs, à la classification anatomique du cancer édifiée par Müller et Virchow. Il ne peut plus guère être question désormais d'une différence biologique de principe entre les diverses sortes de néoplasmes.

Les constatations les plus récentes n'ont donc fait que me confirmer dans cette idée — émise il y a une dizaine d'années et développée, au milieu d'erreurs, d'ailleurs, dans une brochure, en 1900 — que les éléments cellulaires des cancers « épithélial » et « conjonctif » jusques et y compris le stroma adventice, n'ont avec les éléments anatomiques que des ressemblances, qu'ils représentent les formes diverses, les phases de développement d'un micro-organisme végétal venu du dehors, étranger à l'économie, et doué, comme quelques champignons, d'un polymorphisme reproducteur capable d'expliquer la multiplicité des types cellulaires observés, micro-organisme s'infiltrant dans les tissus, y puisant sa nourriture, se substituant à eux et produisant la tumeur par la multiplication et le développement de ses propres éléments.

Cette idée, qui participe à la fois des conceptions de Brathwait, de Pfeiffer, d'Adamkiewicz, et qui m'a été inspirée par l'observation de particularités rencontrées dans les milieux d'ensemencement et retrouvées à l'examen des tumeurs, cette idée, il fallait l'appuyer sur des faits positifs et pour cela réaliser la culture de ces éléments cellulaires, obtenir *in vitro*, sinon leur complet développement, du moins un développement qui permît une identification.

I

LE MILIEU DE CULTURE

Sa recherche. — Sa composition. – Technique des ensemencements.

Il y a deux ans, j'avais cru pouvoir faire un commencement de démonstration, et, dans un article au *Progrès médical*, j'avais décrit un micro-organisme isolé des tumeurs épithéliales se présentant dans les cultures sous des formes complexes dont beaucoup étaient semblables aux cellules de ces néoplasmes. Malheureusement, les milieux employés étaient infidèles, les repiquages se montraient irréguliers, s'arrêtaient contre toute prévision, si bien qu'à divers intervalles et malgré toute l'obligeance qu'il a bien voulu mettre à ces essais, je n'ai pu, à cette époque, prouver à M. Metchnikoff qu'il y avait réellement culture. J'ai dû le laisser sur cette impression qu'en définitive, je transportais de tube en tube les cellules de la tumeur.

Même insuccès avec M. Borrel.

Les examens répétés m'avaient cependant donné la conviction absolue que des cellules de nouvelle formation apparaissaient dans les milieux d'ensemencement. Aussi, laissant de côté les bouillons de composition chimique définie, basés sur les analyses des tumeurs et, en particulier, sur les travaux de Beebe, de Peter Bergell et Th. Dœrpinghaus, je partis à la recherche d'un nouveau milieu. Trouver le milieu, selon moi, toute la question du cancer était là.

Des décoctions de graines de légumineuses furent d'abord essayées non sans succès, puis, avec l'aide de mon préparateur, H. Chaussé, qui depuis douze ans me seconde dans ces recherches avec autant d'intelligence que de dévouement, je me mis à composer, à différents degrés de concentration, des bouillons à base des principaux organes, glandes et tissus animaux, et à ensemencer comparativement dans ces divers milieux.

Je n'entrerai pas dans le détail de ces longs et innombrables essais et me contenterai de dire qu'un assez grand nombre de bouillons tissulaires se prêtent aux ensemencements, *pourvu qu'ils soient préparés à un fort degré de concentration*, mais le micro-organisme n'y dépasse guère sa phase végétative.

Seul, jusqu'à présent, un milieu permit d'observer les stades de développement qui correspondent aux formes cellulaires présentées par les tumeurs épithéliales et conjonctives : le bouillon de peau concentré.

BOUILLON DE PEAU

Il se prépare de la manière suivante :

Peau de porc (couenne maigre, dégraissée du commerce). . 1 kilogr.

Couper en lanières et passer finement au hachoir mécanique. Ajouter :

Eau. . . . . 2 kilogr. 500

Porter le tout lentement à l'ébullition jusqu'à réduction au tiers, verser dans une passoire, puis filtrer à chaud sur deux épaisseurs de papier et recevoir dans un cristallisoir.

Laisser refroidir le liquide, de façon à le débarrasser de la graisse qui apparaît à la surface lorsqu'il se prend en gelée, porter ensuite à l'autoclave à 115° pendant vingt minutes, puis répartir dans des tubes, et mieux dans des flacons d'Erlenmayer ou dans de petits ballons à fond plat.

Stériliser de nouveau comme précédemment. Le bouillon ainsi obtenu est loin de constituer un *beau milieu*; il est trouble, de teinte foncée, et se prend en gelée à la température du laboratoire. Mais, convenablement filtré, *il ne renferme pas d'éléments cellulaires pouvant prêter à confusion.*

Malgré les difficultés que présente cette préparation, division du tissu, lenteur de la filtration, je ne saurais trop recommander de s'en tenir à la technique ci-dessus, le développement des cultures paraissant être en raison directe de la concentration du milieu.

Certes, il serait désirable que l'on pût déterminer quelle est, dans le bouillon de peau, la substance favorable au développement du germe et arriver à la formule d'un milieu défini. J'y travaille depuis quelque temps et suis en train d'expérimenter quelques produits, kératine, mucines, nucléines, etc.... Je ferai connaître, s'il y a lieu, mes résultats.

Ensemencements et cultures. — Voici quelle est la technique suivie pour les ensemencements.

Les produits cancéreux sont prélevés aussitôt après l'opération. On excise de petits fragments ou de minces lamelles de la tumeur, en se servant de pinces et de bistouris flambés. Si cette dernière est molle et succulente, on peut se contenter de puiser à l'aide de la pipette une certaine quantité de sérosité dans la profondeur.

Les ensemencements se font comme on les fait généralement. Cependant, le micro-organisme qu'il s'agit de cultiver, se développant mal à l'abri de l'air, il est avantageux d'obtenir autant que possible des cultures en surface. Il est donc bon de faire en sorte que la semence ne tombe pas au fond du vase où elle ne fait que se développer médiocrement. Pour ce faire, déposer les fragments ou le liquide de ponction à la surface du milieu, quand il est encore à l'état de gelée, puis porter les flacons ou les ballons à l'étuve, à la température de 25° à 30°. La gelée se liquéfie lentement et, si l'on a soin de ne pas remuer le vase, les germes déposés sur le milieu solide continuent à séjourner et à se développer à la surface du liquide, lorsqu'il est préparé avec le degré de concentration voulu.

Dès les premiers jours, le bouillon devient plus trouble et l'on voit apparaître à la surface du liquide de petites pellicules blanchâtres (fig. 1) qui peuvent se réunir pour former une pellicule plus étendue. Il se forme en même temps un dépôt blanchâtre au fond du vase, dépôt qui va en augmentant. Le milieu, neutre par lui-même, finit par présenter une réaction alcaline.

Pour les repiquages, on va puiser la culture dans la profondeur avec la pipette ou, au moyen du fil de platine, l'on prélève les lamelles qui surnagent à la surface du milieu. On ensemence comme il est dit plus haut, de façon à obtenir, autant que possible, des cultures en surface.

Lorsque l'on ensemence sur la gelée de peau maintenue solide à la température de 15°, la culture se présente sous forme d'une couche terne, blanc grisâtre, fine-

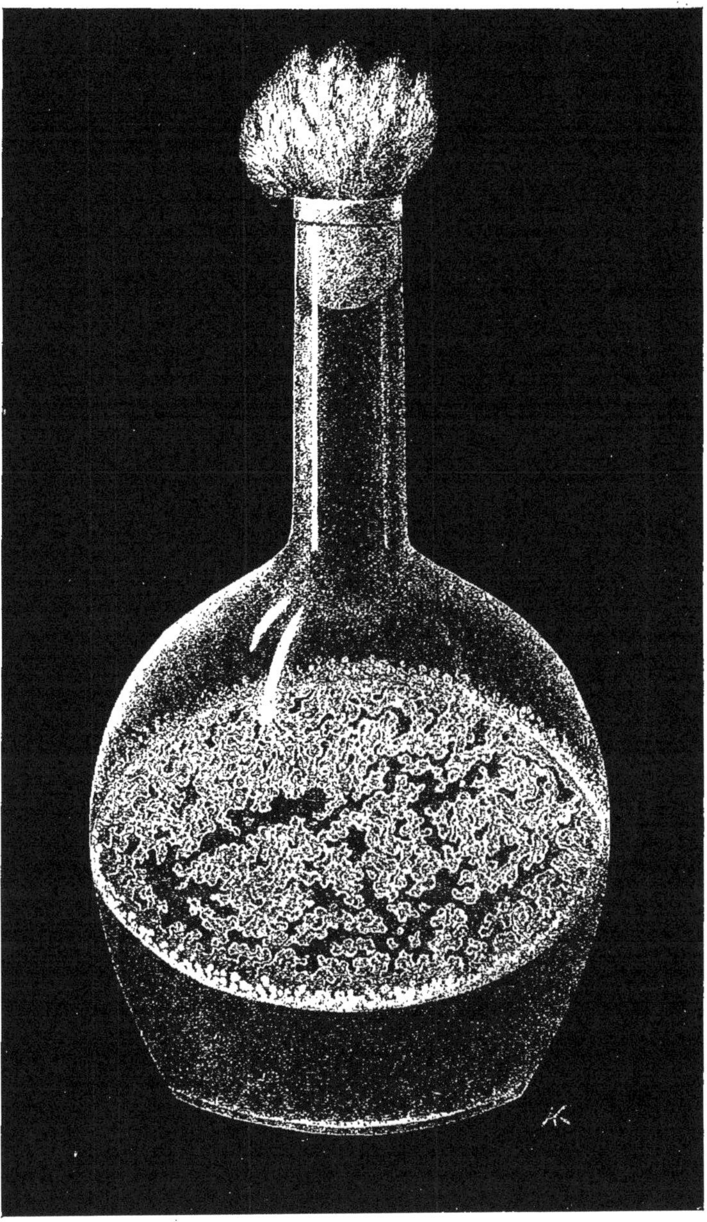

Fig. 1. — Culture de cancer humain développée en surface sur le bouillon de peau.

ment chagrinée, sur laquelle s'élèvent, de distance en distance, de petites saillies transparentes qui prennent une teinte blanchâtre et finissent par se réduire à de petites croûtelles qui tombent et s'accumulent dans le liquide résiduel où elles forment une petite couche blanchâtre.

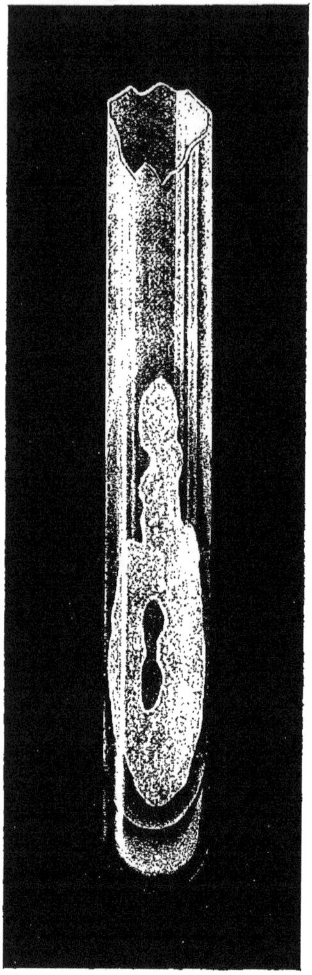

Les cultures sur milieux solides, avec ou sans gélose (fig. 2), en général, se sont montrées jusqu'ici peu recommandables. Le micro-organisme n'y dépasse guère sa phase végétative.

Les cultures sont examinées à l'état frais, sans coloration ou avec coloration, dans une goutte de glycérine. Le bleu de Löffler, le bleu de Kuhn, le vert de méthyle acétique, la safranine et la plupart des réactifs usités dans la coloration des frottis et des coupes des tumeurs peuvent être utilisés.

Si l'on veut fixer, une pellicule est prélevée à la surface de la culture, déposée sur une lame, écrasée, dissociée, fixée par l'alcool à 90° et laissée à l'air jusqu'à dessiccation complète. On peut traiter comme des coupes les lamelles qui surnagent à la surface des cultures et les soumettre dans des cristallisoirs à des colorations successives suivies de lavages.

Pour l'examen microscopique, se servir soit d'un bon objectif sec à fort grossissement, soit d'un objectif à immersion avec éclairage Abbe.

Fig. 2. — Culture de cancer humain développée sur agar.

Profondément convaincu de la spécificité du micro-organisme qui se développe dans mes cultures, mais certain, d'autre part, que son étude ne sera mise au point que progressivement, lentement peut-être, je vais, sans m'occuper du scepticisme et de la défiance très légitimes, d'ailleurs, que je m'attends à rencontrer, exposer simplement et brièvement ce que je vois dans ces cultures en leur état actuel. Il me faut auparavant dire un mot sur la méthode suivie.

Comme tous les histologistes et même les partisans les plus résolus de la théorie microbienne du cancer, à quelques exceptions près, admettent, à tort ou à raison, que les diverses variétés de tumeurs cancéreuses, en prenant l'adjectif dans le sens très large que lui donne Ménétrier, ne peuvent être expliquées par une cause étiologique unique, il est essentiel de tenir grand compte de cette opinion et de sérier les recherches. Aussi, après m'être servi pour les ensemencements, des tumeurs les plus variées, ai-je tenu, pour ce travail, à partir d'une seule et même semence. C'est un néoplasme à marche particulièrement rapide, un épithéliome du sein, riche en formes cellulaires atypiques, présentant des divisions anormales et de nombreuses inclusions, qui a servi de point de départ aux cultures.

La description porte sur des préparations obtenues en étalant sur lames les pellicules formées à la surface du bouillon de peau, préparations fixées par l'alcool absolu et colorées par la safranine. Pour les cultures dans d'autres milieux, il est fait une mention spéciale.

J'ai tenu à illustrer cette brochure de nombreuses gravures, de manière à faciliter la compréhension des descriptions et à donner une idée du polymorphisme extraordinaire que présente cet organisme. A part les deux premières planches représentant des milieux de culture et qui sont gravées d'après les dessins de Karmansky, toutes les figures proviennent de microphotographies.

La photographie a été faite par Chaussé qui a su tirer un parti inespéré d'un matériel microphotographique imparfait. La gravure est de Demoulin.

A part celles qui portent une indication particulière, toutes les gravures correspondent à un grossissement uniforme (Leitz, *Obj.* 7, *Ocul.* 5).

II

LA MYXOBACTÉRIE DANS LES CULTURES

Caractères et morphologie.

Dans un grand nombre de bouillons d'organes, y compris le bouillon de mamelle qu'en 1898, dans une note à la *Biologie*, j'ai proposé comme milieu de culture, les ensemencements de fragments cancéreux montrent, dès les premiers jours, de petites cellules sphériques, réfringentes, de 0,5 μ à 1 μ, isolées, associées deux par deux en diplocoques, ou formant de courtes chaînettes.

Ces cellules correspondent à la description qu'a faite Doyen du *micrococcus neoformans*.

Maintenues dans ces milieux ou repiquées sur gélose simple, elles se reproduisent et se multiplient indéfiniment sous ce même aspect (fig. 3).

Portées dans un milieu approprié, le bouillon de peau, elles germent et se transforment en bâtonnets (fig. 4).

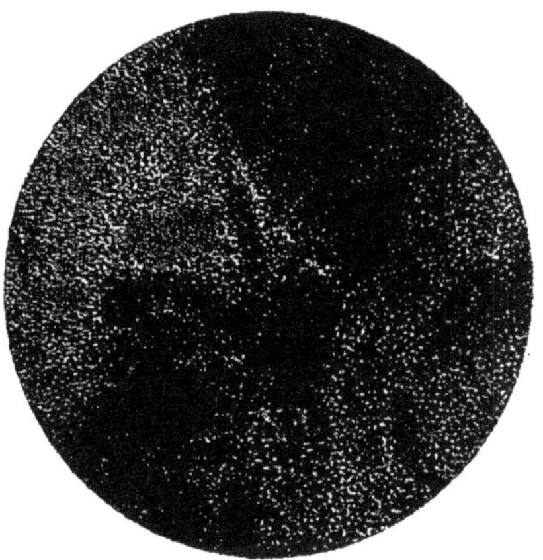

Fig. 3. — Culture sur agar. Formes en microcoques (Leitz, *Obj. immersion, ocul.* 3).

Ces corpuscules, d'aspect bactérien sont, au début, d'une extrême finesse, fréquemment à la limite de la visibilité. Ils sont oblongs, obtus aux deux bouts, rectilignes ou un peu courbés, réniformes, fusiformes, amincis à une extrémité. Ils s'allongent et se déforment dans les cultures, deviennent filiformes, noduleux.

Les cellules en forme de microcoque du début, se comportent, en somme, comme de petites spores qui, en cette qualité, ne germent que dans des milieux très spéciaux. On se rendra compte que toute la question du cancer se résumait à faire germer ces spores et à les amener à développer les pseudo-fructifications dont je vais parler dans un instant.

Comment se fait cette transformation de la spore en bâtonnet? Elle me paraît se rapprocher de ce que l'on observe chez les myxobactéries et qu'ont décrit les auteurs sans arriver, d'ailleurs, à se mettre complètement d'accord. Baur et Quehl croient à une transformation directe, à une élongation progressive de la spore avec sa membrane. Thaxter est d'un avis différent. En cellules de Van Tieghen, ce dernier a, en effet, observé qu'un court bâtonnet se forme dans la spore, finit par percer la membrane de celle-ci et par en sortir. Ces deux modes de germination existent peut-être dans mes cultures, mais le second semble y être assez fréquent pour que pendant longtemps j'aie cru à une sortie du corps protoplasmique telle qu'elle a lieu chez les Myxomycètes. La spore sur un point de sa surface paraît donner issue à un corpuscule d'abord granuleux, effilé, rectiligne ou en virgule. A ce moment, avec son prolongement, elle offre l'aspect de ces « variétés vermiformes, pisciformes » nucléées (la spore très chromatique simulant le noyau), décrites dans la cavité des cellules cancéreuses par Sjöbring d'abord, puis par Savtchenko, Soudakewitch, Ruffer, Gallovay, Borrel et d'autres.

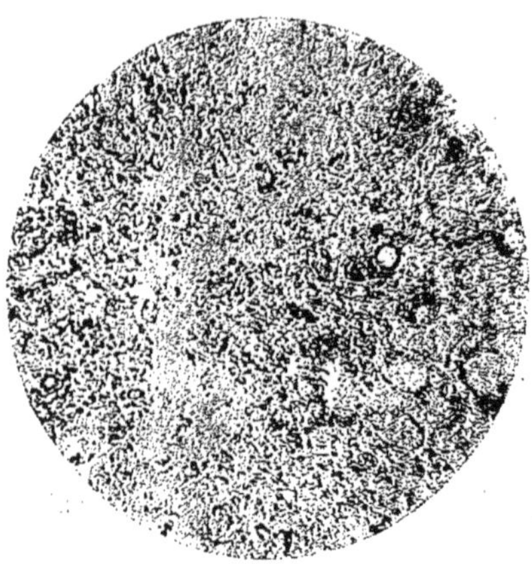

Fig. 4. — Culture dans le bouillon de peau. Formes en bâtonnets. Par places, les bactéries composent des zooglées ou se mettent en cercle, en peloton, premier stade de la formation des kystes (Leitz, *Obj. immersion, ocul.* 3).

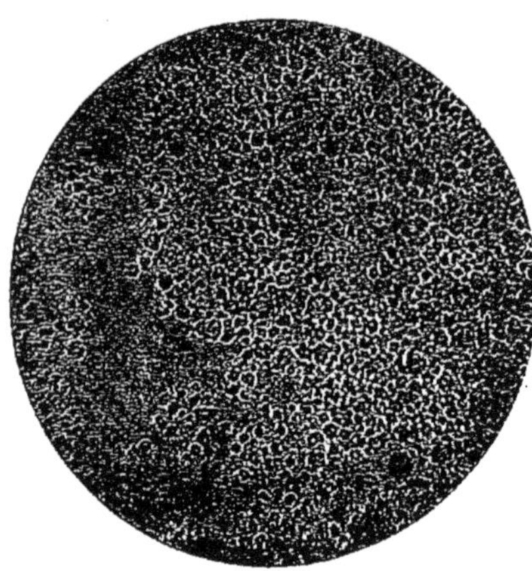

Fig. 5. — Culture dans le bouillon de peau. Fines zooglées bordées par des bactéries plus développées.

Puis, la sortie effectuée, il ne reste plus trace de la paroi de la spore. Cette question demande de nouvelles recherches.

Elle constitue certainement la partie la plus délicate, la plus ardue de l'étude de cet organisme.

Quoi qu'il en soit, les bactéries se ressemblent sur certains points, unies dans du mucus et forment des zooglées.

Ces zooglées tantôt constituent des massifs extrêmement polymorphes, arrondis, polyédriques (fig. 5), tantôt sont disposées en traînées; ce sont des chaînes de bactéries sur un ou plusieurs rangs. Malgré leur apparente diversité, ces massifs affectent des dispositions assez symétriques qui reviennent constamment. Ils se groupent en plus ou moins grand nombre, circonscrits par des massifs de forme allongée, irrégulière (fig. 6, 7).

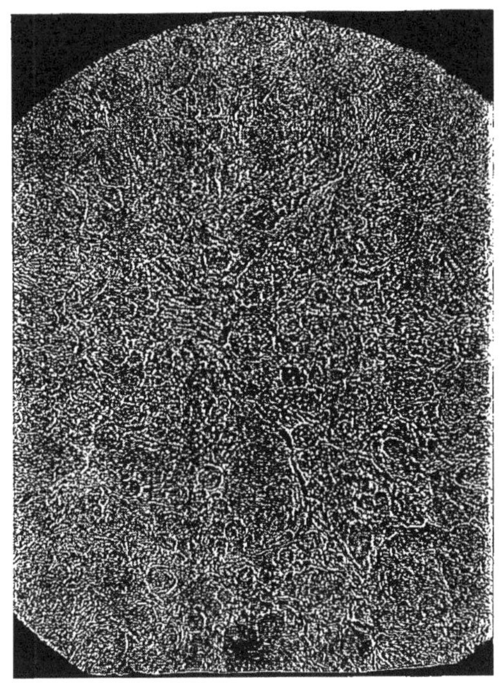

Fig. 6. — Culture en surface dans le bouillon de peau. Groupes de zooglées qui formeront des kystes composés.

Quelles que soient leurs formes et leurs dimensions, les zooglées, dans le bouillon de peau, s'entourent d'une membrane.

Étudions cette formation en prenant pour base la forme la plus normale, la zooglée arrondie.

C'est, d'abord, dans les cultures au début ou peu développées (fig. 5) des amas granuleux, des colonies d'individus d'une extrême ténuité qui ne semblent pas renfermer des formes en bâtonnets. On ne tarde pas cependant à voir apparaître à la périphérie, une bordure, un cercle régulier de fines bactéries recourbées faisant relief. Puis, la surface tout entière de la zooglée devient plus lisse et se recouvre d'une couche hyaline très mince qui arrive à former autour de la zooglée une enveloppe continue (fig. 7).

Dans les cultures plus riches, les formes micro-granuleuses qui composent les zooglées sont remplacées par des bactéries courtes, trapues, noduleuses ou allongées, filiformes (fig. 8) qui se recourbent et affectent à la périphérie une disposition régulière. Les bactéries unies dans le mucus se pelotonnent, se fusionnent et entourent la zooglée d'une couche continue dans laquelle se forme la membrane.

Les figures 8, 9, 10, 11, montrent bien cette gradation.

Il paraît bien s'agir d'une véritable membrane cellulaire et non d'une cellule artificielle due à la condensation d'une matière albuminoïde. Le plissement de cette enveloppe, au moment de la rupture de la vésicule, les différents aspects qu'elle présente à la déhiscence avec son ouverture nettement circulaire ou à bords roulés, festonnés, frangés, ne semblent laisser aucun doute à cet égard.

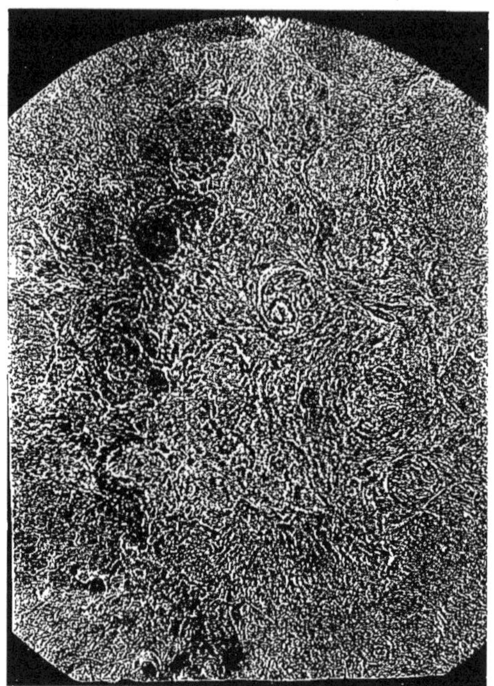

Fig. 7. — Culture en surface dans le bouillon de peau. Groupes de zooglées polymorphes se disposant à former des kystes composés. A gauche de la figure, quelques zooglées commencent à s'entourer d'une membrane continue.

Ces vésicules, d'ailleurs, montrent fréquemment une trame régulière, spongieuse, un réseau d'épaississement, et se présentent même sous forme de sphères symétriquement grillagées, munies d'une maille plus large au sommet (fig. 10, et 11). En l'interprétant dans le sens de noyau déformé par des inclusions, Fabre Domergue, dans la figure 74, pl. IV, de son livre *Les cancers épithéliaux*, a représenté exactement le squelette d'une de ces vésicules.

Ces conceptacles semblent être, en somme, des sortes de sporanges formés, non par des myxamibes comme chez les myxomycètes, mais par des bactéries. Ils me paraissent, en conséquence, devoir être rapprochés des kystes formés par les myxobactéries, kystes connus et décrits sous le nom de kystes bactériens. Dès à présent, je les désignerai ainsi.

Ces conceptacles sont loin d'avoir le diamètre qu'ils présentent dans la figure 11, leurs dimensions varient dans des limites fort étendues. Tantôt ils ont la taille d'un petit noyau cellulaire, tantôt ils constituent des masses volumineuses occupant une grande partie du champ microscopique. Cette inégalité rend leur compréhension et leur interprétation fort difficiles lorsqu'on est peu familiarisé avec ces cultures.

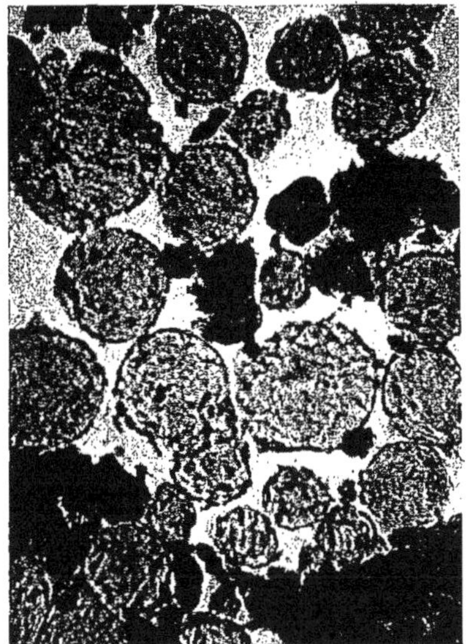

Fig. 8. — Culture dans le bouillon de peau. Zooglées se disposant à former des kystes. Les bactéries noduleuses se recourbent pour décrire une bordure régulière (Leitz, *Obj. immersion, ocul.* 3).

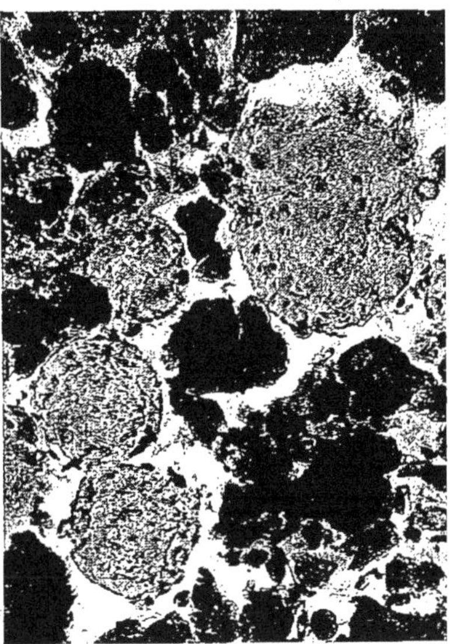

Fig. 9. — Culture dans le bouillon de peau. Les bactéries se pelotonnent et se fusionnent (Leitz, *Obj. immersion, ocul.* 3).

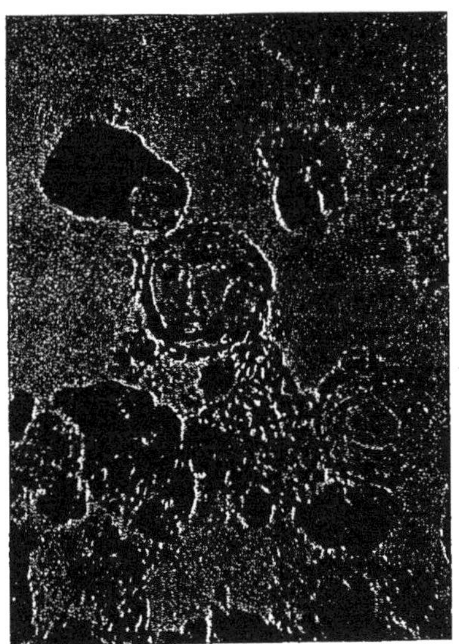

Fig. 10. — Culture dans le bouillon de peau. La structure des kystes apparaît (Leitz, *Obj. immersion, ocul.* 3).

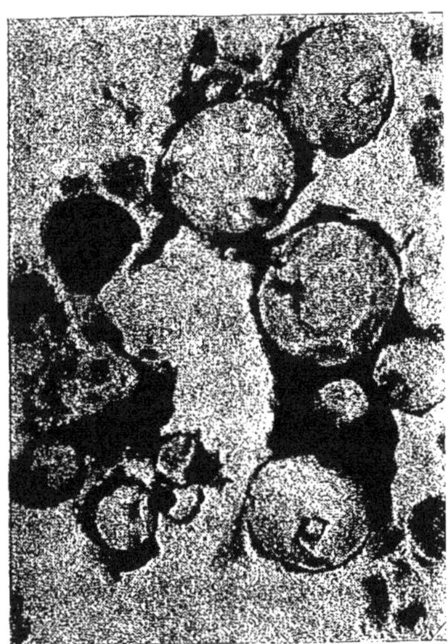

Fig. 11. — Culture dans le bouillon de peau. Les kystes, plus avancés en organisation, deviennent nettement vésiculeux (Leitz, *Obj. immersion, ocul.* 3).

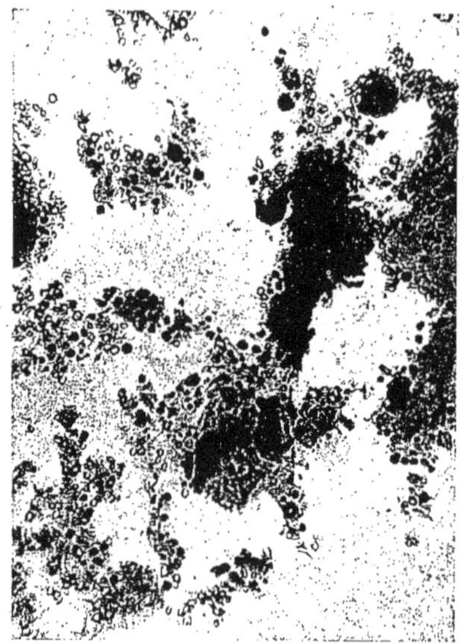

Fig. 12. — Culture naine dans le bouillon de peau. Zooglées et petits kystes formés ou en formation. (Leitz, *Obj. immersion, ocul.* 3).

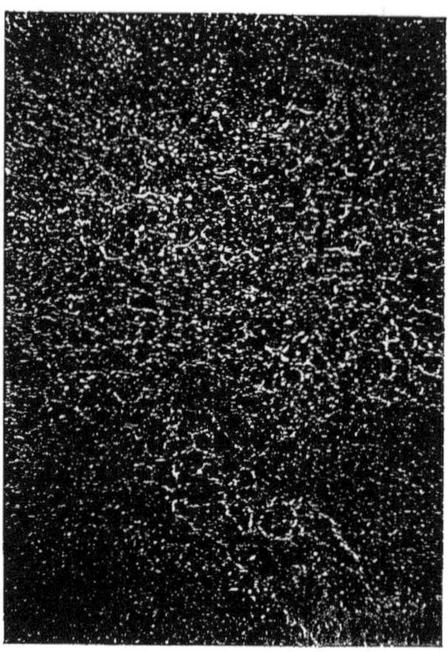

Fig. 13. — Culture dans le bouillon de peau. Zooglées et petits kystes formés ou en formation.

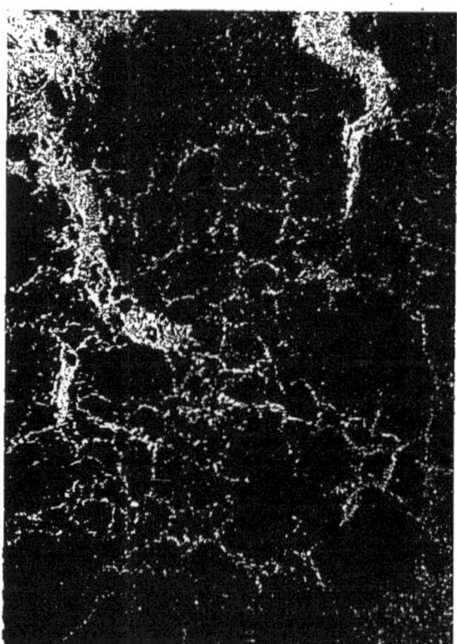

Fig. 14. — Culture dans le bouillon de peau. Formation des zooglées dont quelques-unes s'entourant d'une membrane.

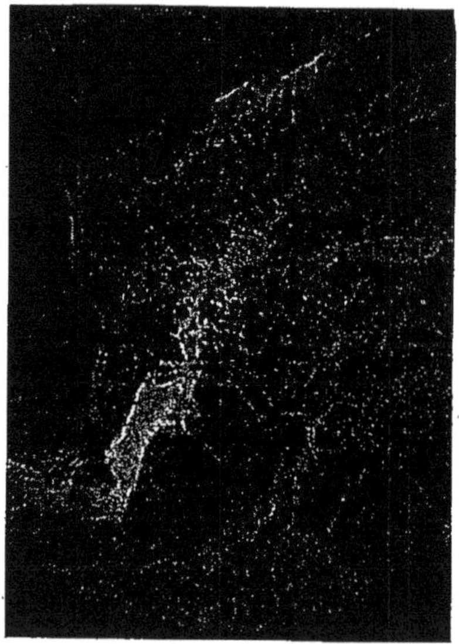

Fig. 15. — Culture dans le bouillon de peau. Formation des zooglées qui s'entourent en partie d'une membrane.

Leurs formes, comme leur volume, sont extrêmement variables et sous la dépendance des formes mêmes des zooglées formatrices. Tantôt ils constituent des sphérules isolées, de toutes dimensions, ressemblant à des *coccus* ou à des globules de levure (fig. 12, 18). Tantôt ils forment des sphères, des boules volumineuses (fig. 18, 19, 20, 21) hyalines dont quelques-unes ombiliquées, tantôt ils sont polyédriques (fig. 13, 15, 16, 22, 23, 24), ovoïdes, pyriformes ou dessinent des cubes, des parallélipipèdes rectangles (fig. 25, 26). Ils peuvent enfin se grouper en masses amorphes d'aspect colloïde, cohérentes, larges plaques crevassées, les crevasses séparant les kystes qui se pressent les uns contre les autres (fig. 27, 28, 29). Sous cette apparence spéciale au bouillon de peau concentré, les kystes, grâce à l'épaisseur de leur enveloppe, ne montrent à ce stade de développement, aucun détail de structure. On se fait difficilement à l'idée que l'on a sous les yeux un organisme vivant et l'on pense à de simples formations artificielles fabriquées par le milieu même sous l'influence, peut-être des corpuscules microbiens qu'il renferme. C'est l'impression générale. C'était notamment l'impression du Pr Vuillemin qui, avec son habituelle courtoisie, a bien voulu, l'an dernier, examiner une préparation correspondant à cette époque évolutive.

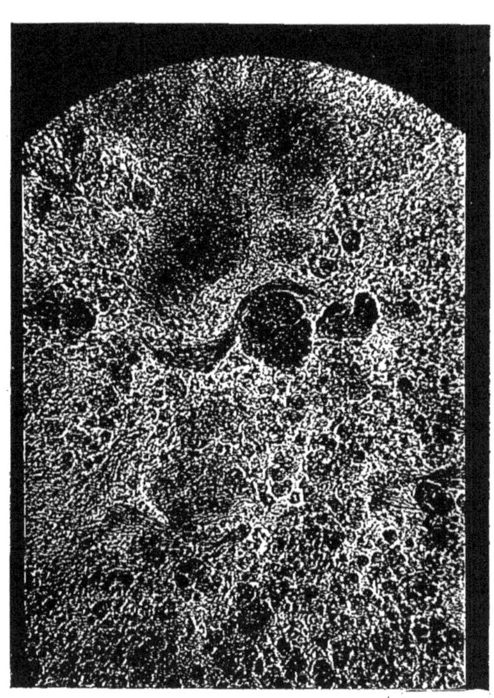

Fig. 16. — Zooglées et petits kystes polyédriques de toutes dimensions. En haut de la figure, touffes de filaments bactériens nues.

Ce n'est pas ce moment qu'il faut choisir pour porter la conviction dans les esprits. Il faut attendre que les kystes aient accompli leur évolution.

Lorsque cependant l'on a présentes à l'esprit la formation et la configuration des zooglées, cette diversité d'aspect, cette morphologie si variable s'expliquent aisément et l'on se rend compte que l'on est en définitif, en présence de kystes simples, de kystes cohérents, de kystes composés. Indépendamment, en effet, du kyste simple formé par la zooglée arrondie, il est des kystes qui se groupent les uns à côté des autres, se déforment par compression réciproque et s'entourent d'une membrane commune (fig. 6; 7).

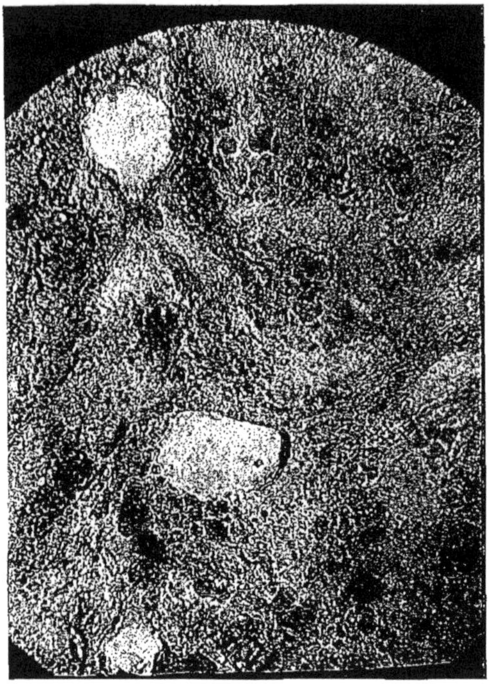

Ils peuvent même constituer ainsi des formations régulières, parfaitement symétriques.

Le type qui revient le plus souvent est la couronne formée de petits kystes en forme de cubes ou de pyramides dont les bases incurvées composent la périphérie et dont les sommets sont dirigées vers le centre, vide ou occupé par un kyste isolé. C'est l'aspect d'une cupule à bord régulièrement arrondi ou festonné.

Fig. 17. — Culture en surface dans un bouillon de peau. Petits kystes. Trois espaces d'apparence lacunaire bordés par des filaments noduleux. Ce sont des kystes bactériens vésiculeux colloïdes en voie de développement.

A mesure que la culture évolue, l'aspect des kystes se modifie, leur enveloppe finit par disparaître en partie ou en totalité, leur nature se précise.

Tantôt la déhiscence se manifeste sous forme d'une ouverture circulaire (fig. 10, 11, 68, 75), centrale ou périphérique — c'est la déhiscence propre aux kystes simples. Tantôt il se produit sur un ou plusieurs points de leur surface une dépression irrégulièrement plissée et parfois remplie d'un pigment mélanique, la membrane se déchire en formant des lambeaux réguliers ou inégaux. Tantôt, enfin, la membrane paraît subir une gélification progressive.

Le contenu apparaît.

Quelles que soient leurs formes et leurs dimensions, qu'ils aient la taille du noyau d'une petite cellule ronde de sarcome ou qu'ils atteignent

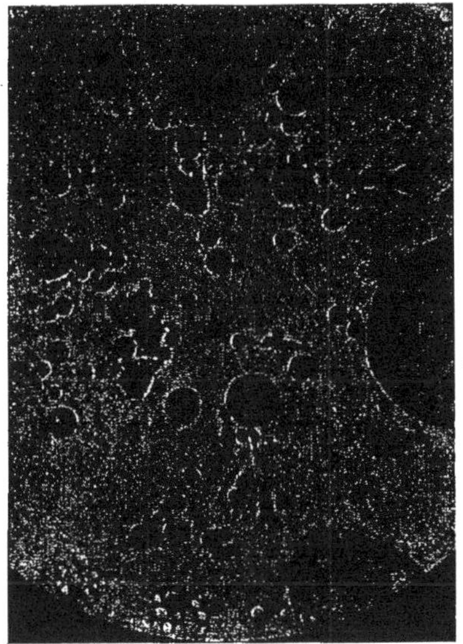

Fig. 18. — Culture dans un bouillon de peau. Kystes en forme de sphérules régulières.

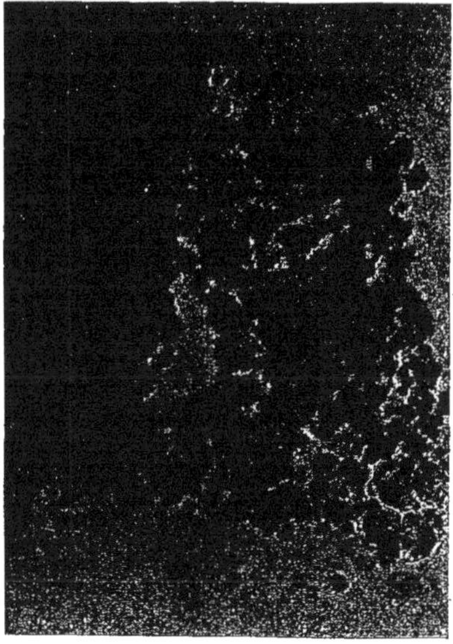

Fig. 19. — Culture dans le bouillon de peau. Kystes vésiculeux ou polyédriques.

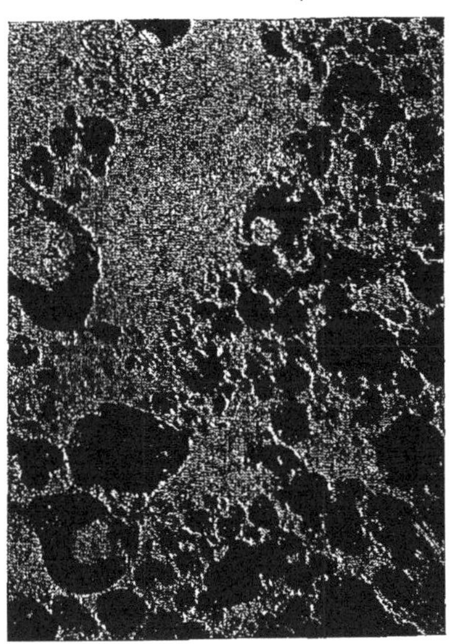

Fig. 20. — Culture dans le bouillon de peau. Kystes bactériens de toutes dimensions, dont quelques-uns vésiculeux, d'aspect colloïde.

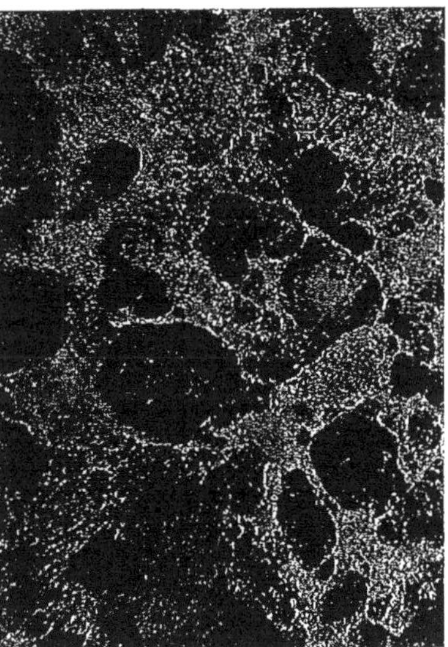

Fig. 21. — Culture dans le bouillon de peau. Kystes de différents diamètres, kystes vésiculeux.

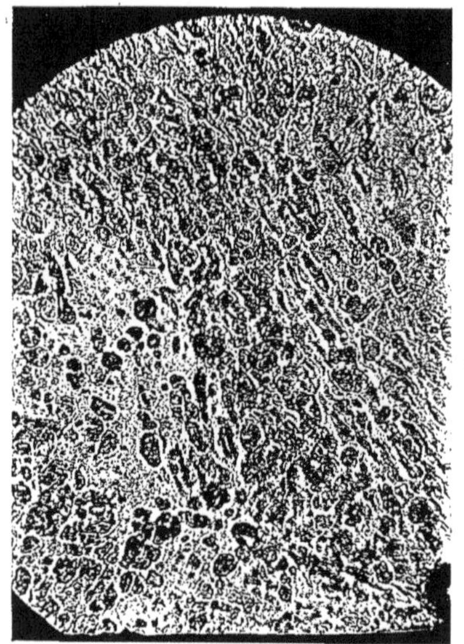

Fig. 22. — Culture dans le bouillon de peau. Petits kystes polymorphes simples et composés.

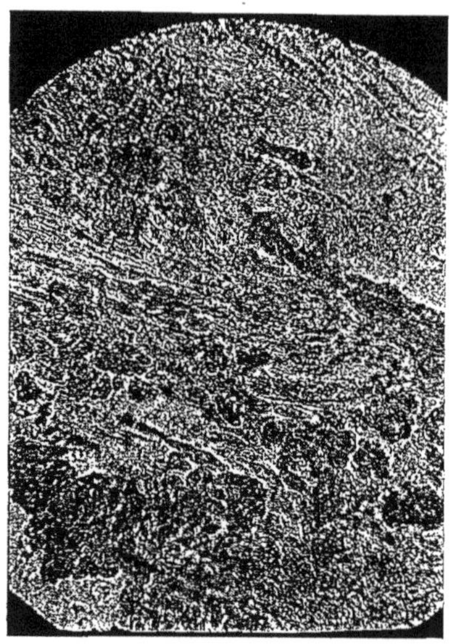

Fig. 23. — Culture dans le bouillon de peau. Petits kystes polymorphes simples et composés.

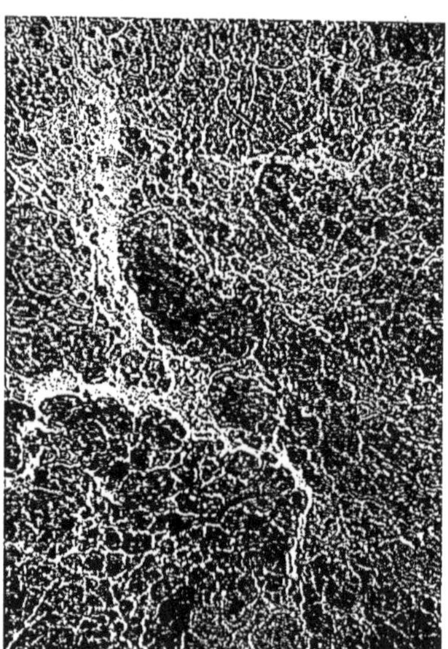

Fig. 24. — Culture dans le bouillon de peau. Kystes bactériens disséminés ou cohérents.

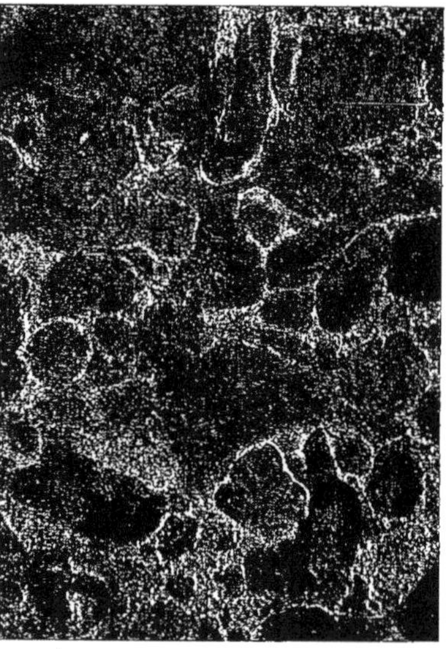

Fig. 25. — Culture dans le bouillon de peau. Kystes bactériens revêtus d'une membrane épaisse.

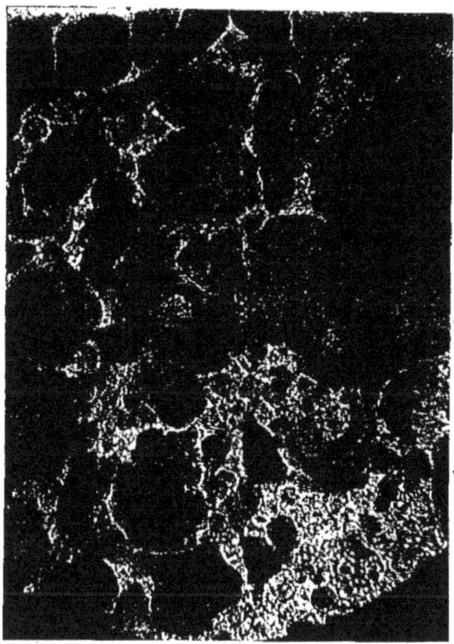

Fig. 26. — Culture dans le bouillon de peau. Kystes simples et composés à membrane épaisse.

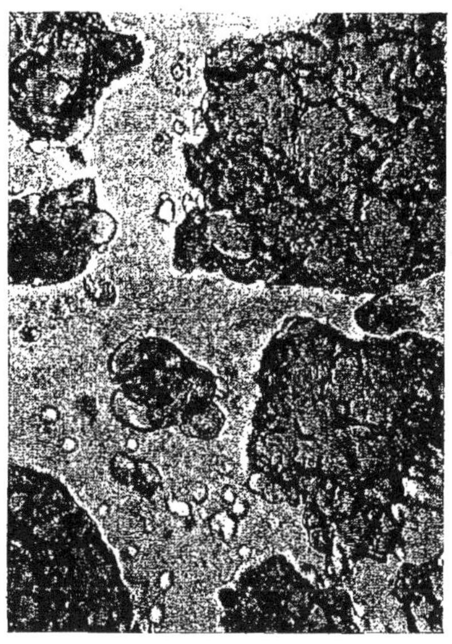

Fig. 27. — Culture en surface dans le bouillon de peau. Amas de kystes cohérents, d'aspect colloïde.

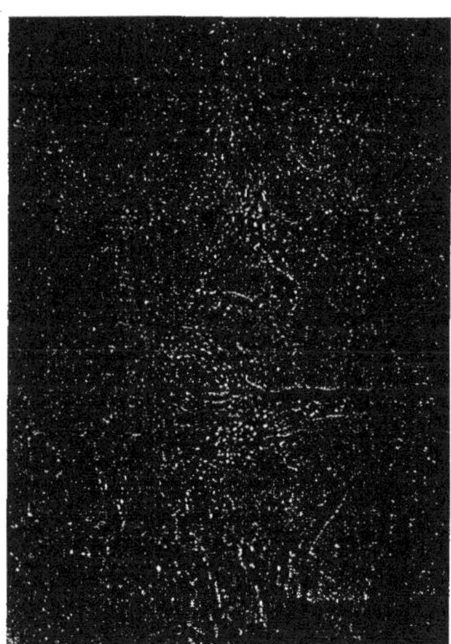

Fig. 28. — Culture en surface dans le bouillon de peau. Kystes cohérents formant des plaques crevassées.

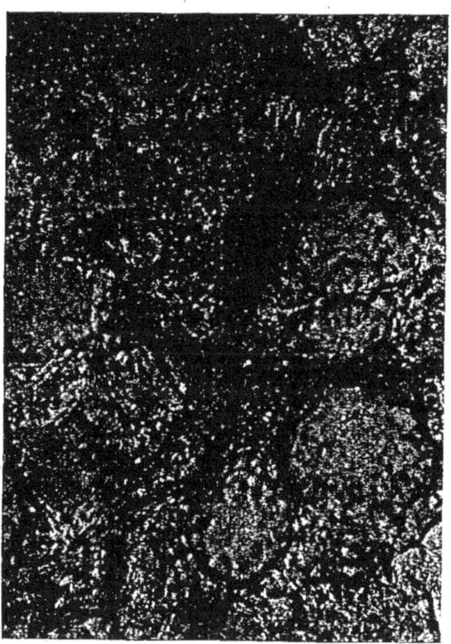

Fig. 29. — Culture en surface dans le bouillon de peau. Kystes volumineux, d'aspect colloïde.

100 ou 200 μ et plus, tous ces kystes renferment des touffes de bactéries qui se présentent sous divers aspects.

Tantôt c'est un chevelu (fig. 31, 38, 43, 54, 55) d'une délicatesse extrême, droit ou onduleux, composé de fines bactéries punctiformes, à peine visibles, maintenues par du mucus, tantôt les bactéries composantes sont plus apparentes (fig. 30, 32, 46, 47, 48, 49, 50, 51, 52, 53, 56, 57, 59), et se présentent sous forme de bâtonnets plus ou moins allongés, filiformes, placés bout à bout, dont les plus courts ne se distinguent pas de fins microcoques. Elles s'entourent souvent d'une gaine et constituent un faisceau de filaments bactériens dont le diamètre varie beaucoup d'une culture à l'autre et dans la même culture.

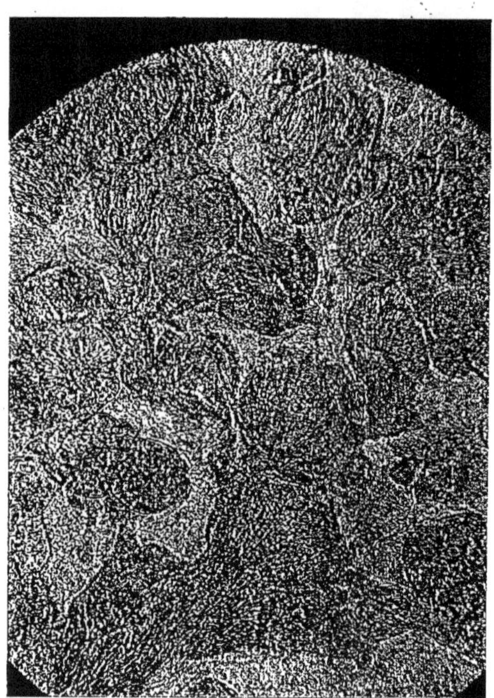

Fig. 30. — Kystes composés dépouillés de leur enveloppe et montrant leurs tubes bactériens diversement orientés.

Ces filaments sont rectilignes ou montrent d'apparentes ramifications.

Les filaments s'effilent à leur extrémité ou présentent des renflements terminaux cylindriques ou fusiformes (fig. 36, 37). Ces derniers me paraissent être des kystes jeunes.

Je ne me dissimule pas les difficultés d'interprétation qu'offrent ces productions avec leurs apparentes ramifications. Je les comprendrai d'autant plus facilement que, moi-même, j'ai cru, au début, à des buissons conidiens dans le genre de ceux qu'ont décrits Eidam, Matruchot et Dassonville, et aussi à des asques à l'état d'ébauche. Il a fallu toute l'autorité des botanistes pour m'en dissuader.

L'aspect de ces touffes varie suivant l'angle sous lequel elles se présentent. Vues de côté, et suivant la structure du kyste, elles forment des palissades ou elles s'épanouissent en éventail (fig. 30, 35, 39, 41, 44), figurent une sorte de verticille dont les branches se terminent toutes au même niveau (fig. 46), ou se prolongent en gerbes inégales (fig. 47, 48, 49). Vues de champ, elles forment un anneau régulier de filaments radiés (fig. 31, 32, 36, 40). Lorsque les tubes se présentent complètement par leurs extrémités, on ne perçoit plus qu'un amas granuleux composé des formes bactériennes qu'ils renferment.

Chaque kyste renfermant une touffe bactérienne, les kystes composés contiennent donc autant de touffes distinctes qu'ils renferment de kystes composants (fig. 30). L'orientation de ces derniers étant essentiellement variable, un kyste composé contient donc des touffes bactériennes à direction également variable, excentrique, concentrique, etc.

Ces pseudo-fructifications aboutissent, en définitive, à la formation de nouvelles zooglées et de nouveaux kystes. Les tubes se gélifient ou se segmentent (fig. 50) et les innombrables bactéries qui les composent se réunissent en zooglées dans le mucus qu'elles sécrètent, s'allongent, se recourbent, se pelotonnent, se fusionnent et forment une membrane et de nouveaux kystes suivant le mode décrit plus haut.

Au début, les zooglées et les kystes jeunes paraissent disséminés sur l'ensemble des filaments qui composent les touffes bactériennes (fig. 42, 45, 59, 68, 70, 72, 75), puis, il arrive un moment où il ne reste plus trace de ces filaments (fig. 33, 37, 75, 79), c'est la transformation complète, la transformation sur place du kyste primitif et de son contenu en un véritable paquet de kystes jeunes. Ces derniers élaborent à leur tour des touffes bactériennes qui donneront naissance à de nouvelles zooglées, à de nouveaux kystes et l'on se trouve ramené au point de départ.

En résumé, les kystes unicellulaires se résolvent en un amas d'un grand nombre

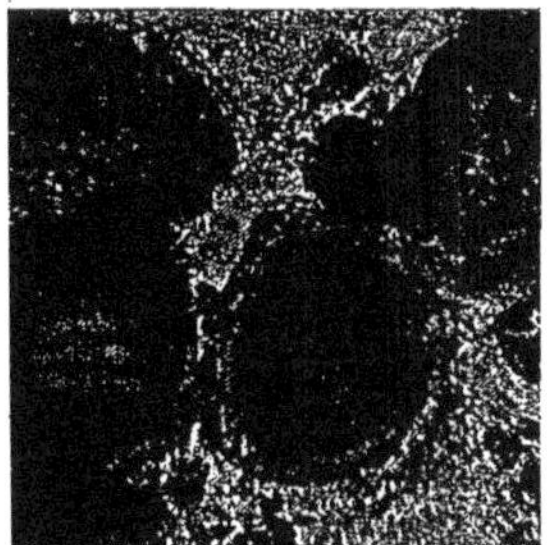

FIG. 31. — Culture dans le bouillon de peau. Kystes arrondis à divers états de développement. A gauche, un kyste revêtu de sa membrane. Au centre, un kyste montrant les tubes bactériens qu'il contient (LEITZ, *Obj. immersion*, *ocul.* 3).

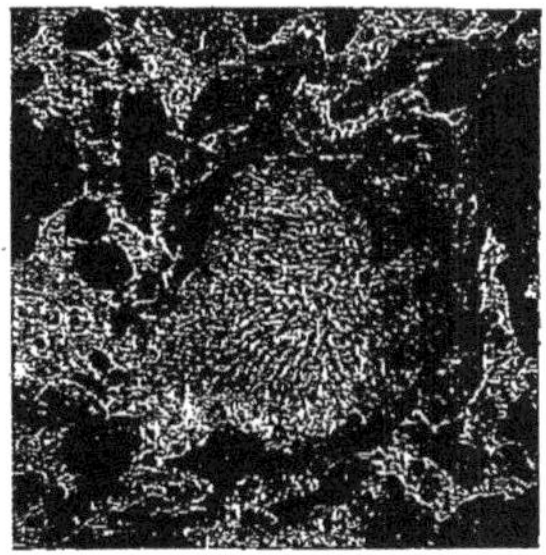

FIG. 32. — Culture dans le bouillon de peau. Kyste se décomposant en ses touffes bactériennes sur lesquelles commencent à se former des zooglées (LEITZ, *Obj. immersion*, *ocul.* 3).

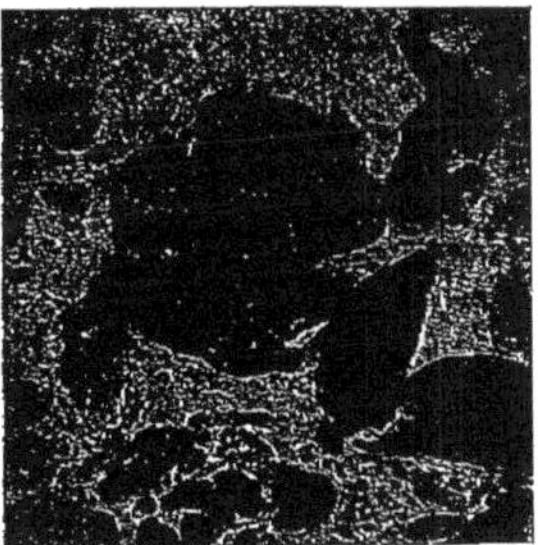

FIG. 33. — Culture dans le bouillon de peau. Kyste dont les touffes bactériennes ont disparu en laissant à leur place des zooglées s'entourant d'une membrane et formant de petits kystes jeunes (LEITZ, *Obj. immersion*. *ocul.* 3).

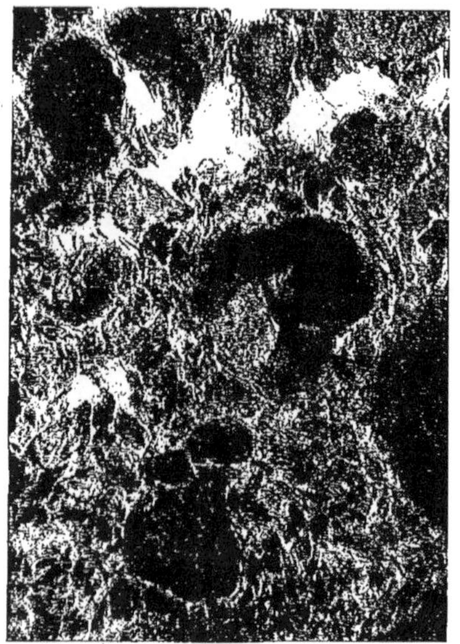

Fig. 34. — Culture dans le bouillon de peau. Kystes se décomposant en leurs tubes bactériens.

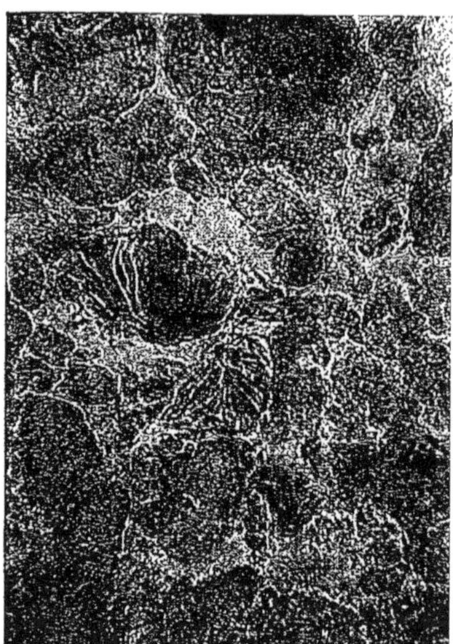

Fig. 35. — Culture dans le bouillon de peau. Kystes dont les uns revêtus de leurs membranes et les autres se décomposant en leurs tubes bactériens.

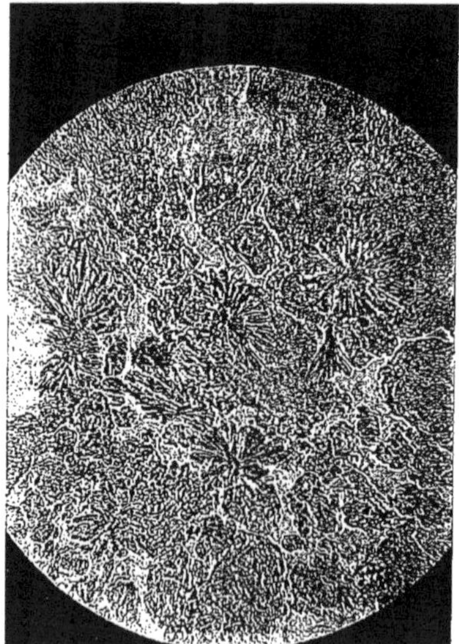

Fig. 36. — Culture dans le bouillon de peau. Kystes et touffes bactériennes nues dont les branches se terminent par des renflements cylindriques ou fusiformes en forme d'épis.

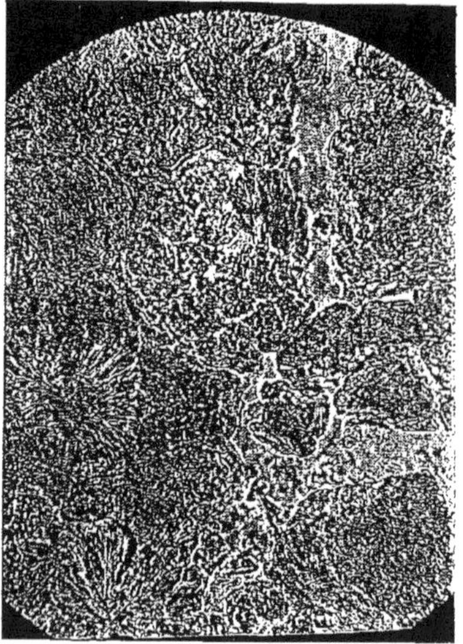

Fig. 37. — Culture dans le bouillon de peau. Touffes bactériennes se terminant par des renflements cylindriques et fusiformes. Au centre de la figure, kyste composé contenant encore une touffe bactérienne, les autres ayant déjà formé sur place des zooglées et des kystes jeunes.

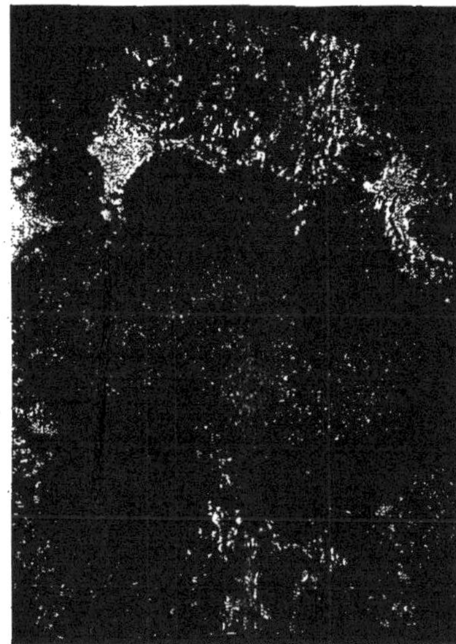

Fig. 38. — Culture dans le bouillon de peau. Kyste volumineux dont les tubes bactériens, extrêmement délicats, se présentent de champ formant un fin gazon (Leitz, *Obj. immersion, ocul.* 3).

Fig. 39. — Culture dans le bouillon de peau. Kyste volumineux dont les tubes bactériens se présentent de profil (Leitz, *Obj. immersion, ocul.* 3).

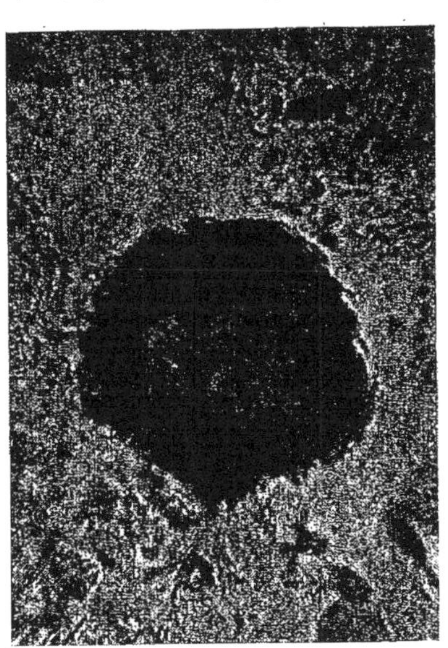

Fig. 40. — Culture dans le bouillon de peau. Kyste volumineux vu de champ et épanouissant ses tubes bactériens (Leitz, *Obj. immersion, ocul.* 3).

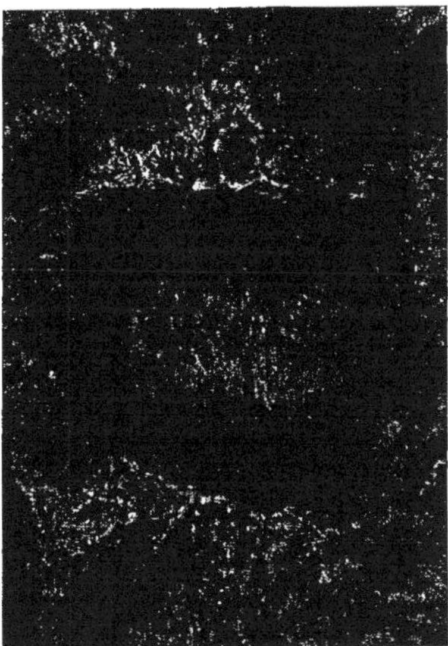

Fig. 41. — Culture dans le bouillon de peau. Kyste composé dont les tubes bactériens se présentent de profil. Cette figure donne l'impression d'un périthèce avec son hyménium (Leitz, *Obj. immersion, ocul.* 3).

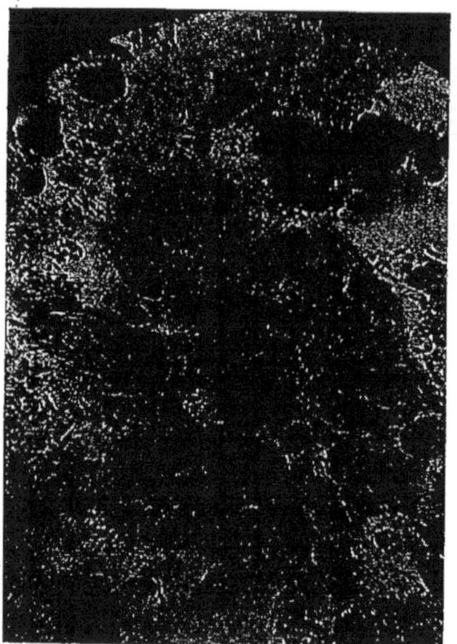

Fig. 42. — Culture dans le bouillon de peau. Groupe de kystes cohérents se décomposant en leurs tubes bactériens à orientation excentrique.

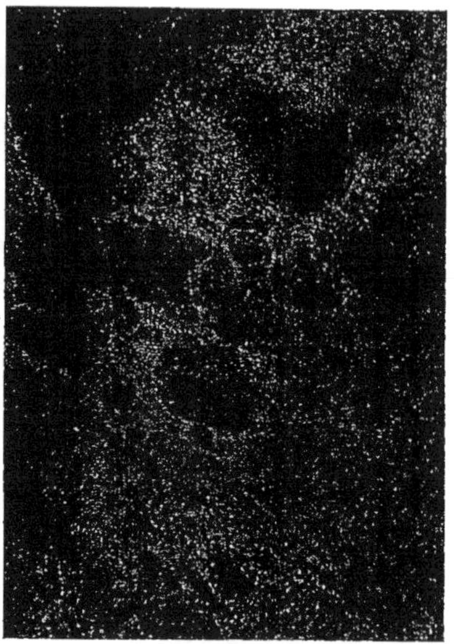

Fig. 43. — Culture dans le bouillon de peau. Touffes bactériennes nues d'une grande finesse. Kystes et bactéries.

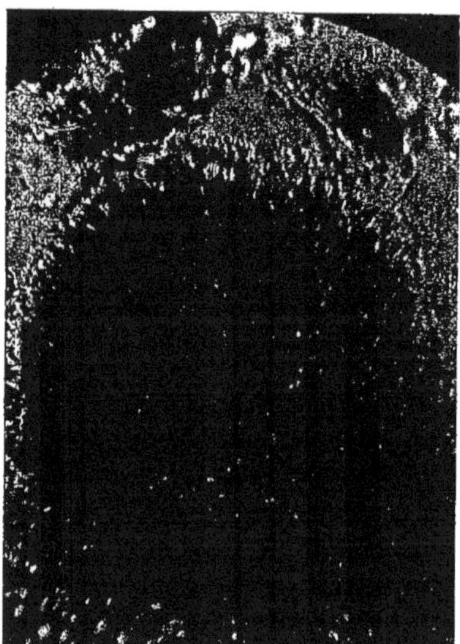

Fig. 44. — Touffe de tubes bactériens sur lesquels apparaissent quelques zooglées. On croirait à un hyménium d'ascomycète (Leitz, *Obj. immersion, ocul.* 3).

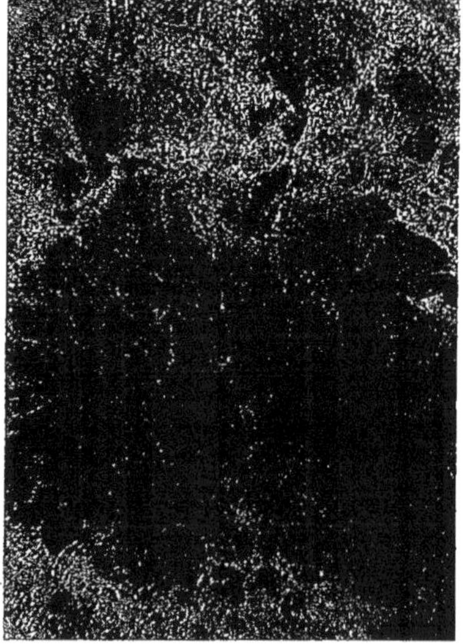

Fig. 45. — Culture dans le bouillon de peau. Touffe de tubes bactériens gélifiés sur lesquels se forment des zooglées (Leitz, *Obj. immersion, ocul.* 3).

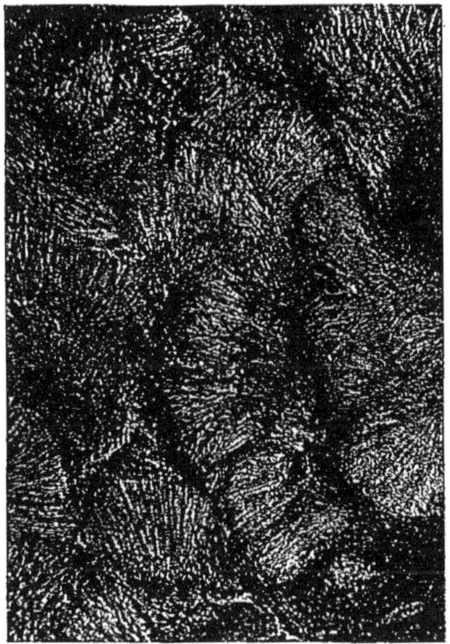

Fig. 46. — Culture dans le bouillon de peau. Touffes composées de tubes bactériens formant pinceau et se terminant au même niveau.

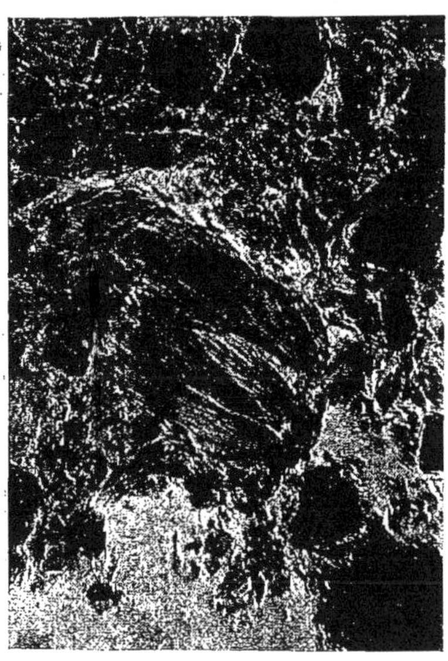

Fig. 47. — Culture dans le bouillon de peau. Au centre, kystes se décomposant en leurs tubes bactériens qui s'allongent.

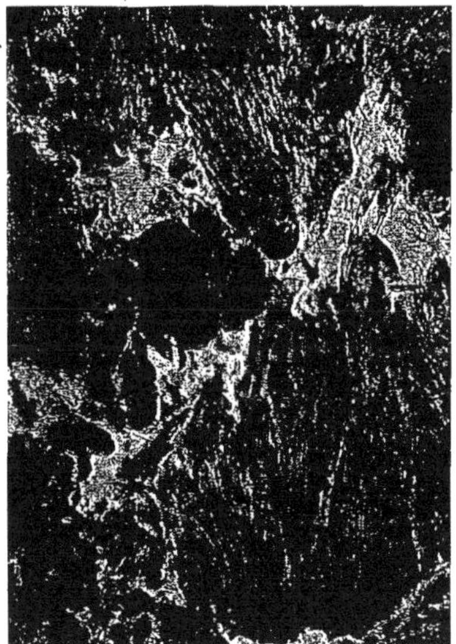

Fig. 48. — Culture dans le bouillon de peau. Kystes ovoïdes ou piriformes se décomposant en leurs tubes bactériens à renflements fusiformes.

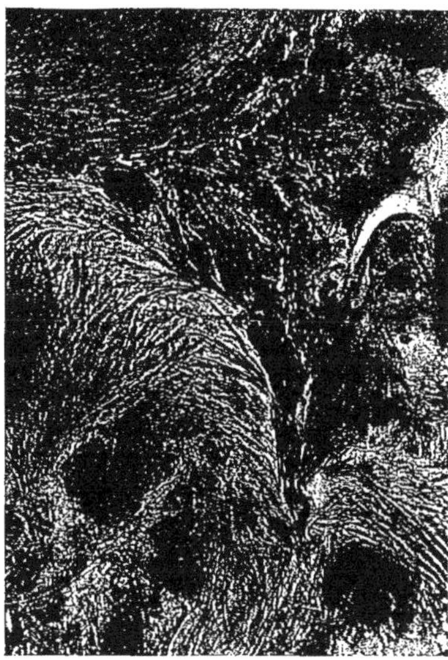

Fig. 49. — Culture dans le bouillon de peau. Touffes filamenteuses bactériennes. Au centre, une gerbe dont les branches donnent naissance à des zooglées fusiformes, qui formeront des kystes fusiformes.

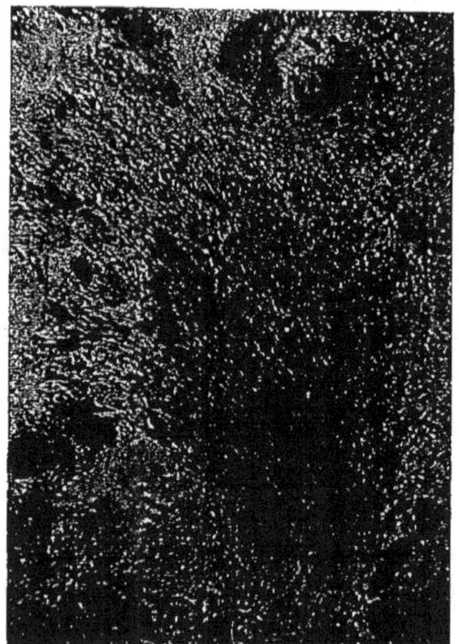

Fig. 50. — Culture dans le bouillon de peau. Filaments s'émiettant en bactéries qui commencent à former, par places, des zooglées.

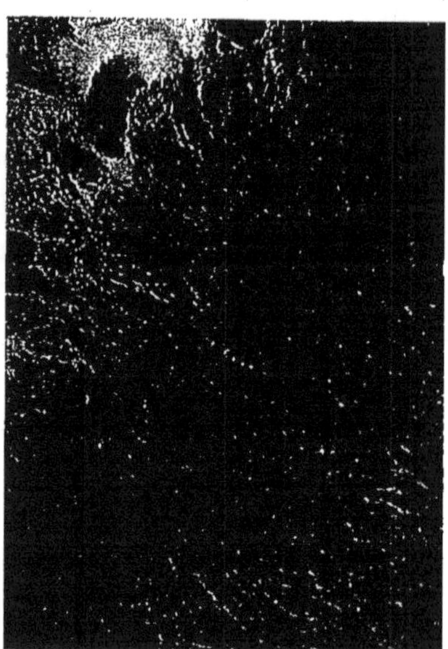

Fig. 51. — Culture dans le bouillon de peau. Tubes bactériens, en partie gélifiés ou segmentés, sur lesquels se forment les zooglées.

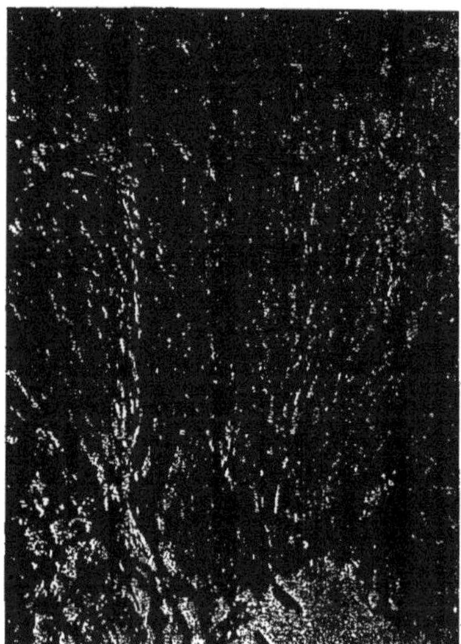

Fig. 52. — Culture dans le bouillon de peau. Filaments bactériens en faisceaux (Leitz, *Obj. immersion, ocul.* 3).

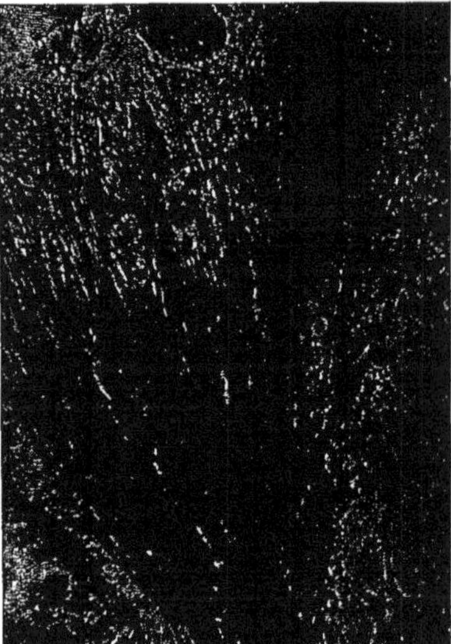

Fig. 53. — Culture dans le bouillon de peau. Tubes bactériens s'émiettant en bactéries qui commencent à former des zooglées et les kystes jeunes (Leitz, *Obj. immersion, ocul.* 3).

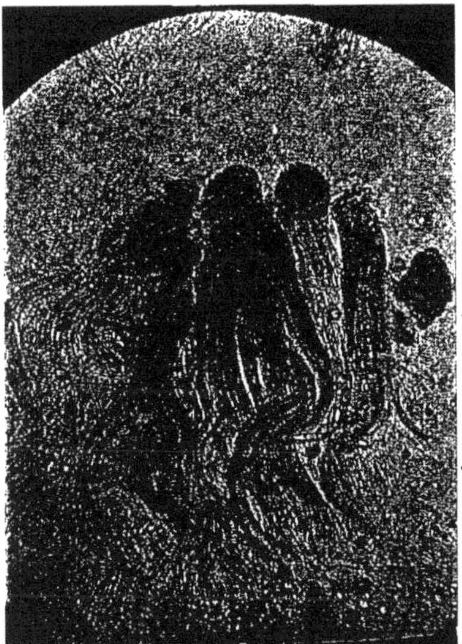

Fig. 54. — Culture dans le bouillon de peau. Kystes dépourvus d'enveloppe dont les tubes se prolongent en traînées filamenteuses bactériennes.

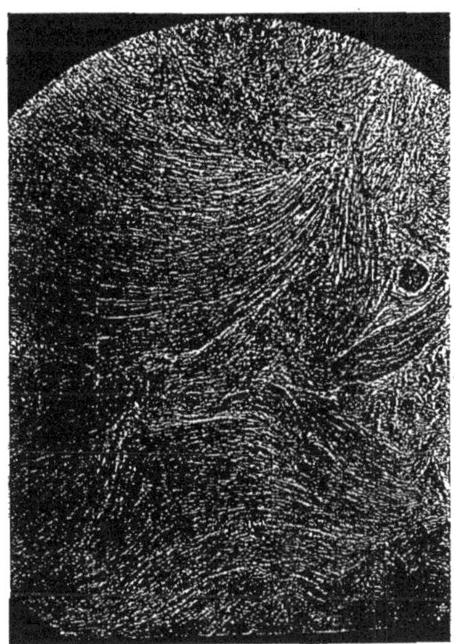

Fig. 55. — Culture dans le bouillon de peau. Touffes filamenteuses bactériennes issues de conceptacles en partie disparus.

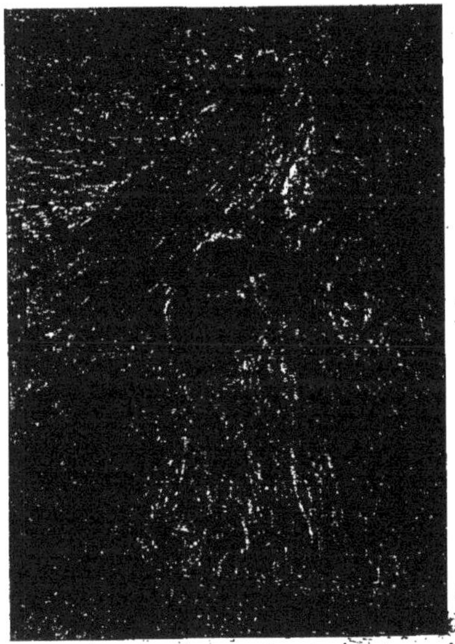

Fig. 56. — Culture dans le bouillon de peau. Filaments bactériens issus de kystes dont la trace est encore visible.

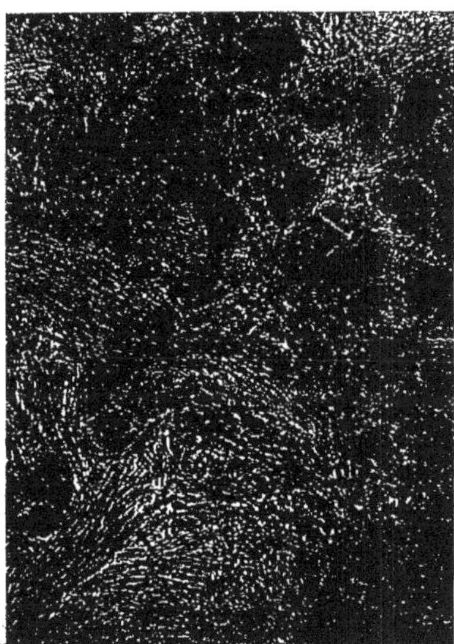

Fig. 57. — Culture dans le bouillon de peau. Kystes et filaments bactériens.

de kystes plus petits. Les kystes composés formeront donc autant d'amas de kystes jeunes qu'ils renferment de cellules composantes. Il en résultera des massifs de toutes formes et de toutes dimensions.

Cette pseudo-fructification que j'ai essayé de décrire, ne s'accomplit

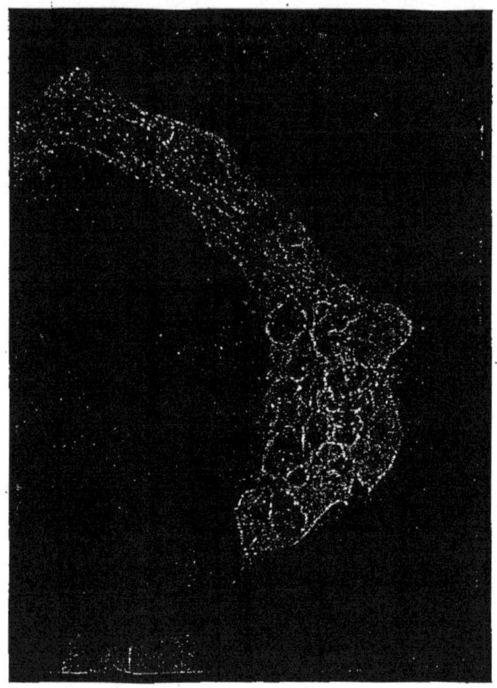

Fig. 58. — Culture dans le bouillon de peau. Branche bactérienne formant latéralement et à son extrémité des zooglées et de petits kystes jeunes dissemblables.

pas toujours sur place. Le kyste éclate et donne issue à des traînées de bactéries en file qui s'étendent au loin, peuvent s'entourer d'une gaine commune et former des cordons (fig. 58, 59, 60, 61, 66, 78). Ces faisceaux bactériens s'épanouissent dans leur continuité et à leurs extrémités pour constituer de nouvelles zooglées, puis de nouveaux kystes de forme variable, arrondis, fusiformes, etc.... Ces tiges, ces cordons bactériens, véritables cystophores, traversent souvent les fructifications (fig. 60), pour fabriquer plus loin de nouveaux kystes qui, se formant ainsi les uns au-dessous des autres, s'égrènent en chapelets.

Comme je viens de le signaler, la morphologie de ces kystes secondaires est variable, mais une forme peut dominer; la forme en fuseau, par exemple, peut exister à l'exclusion des autres.

Leurs dimensions aussi, varient à l'infini. Ainsi le diamètre des cellules fusiformes peut aller du diamètre de la fine cellule conjonctive à

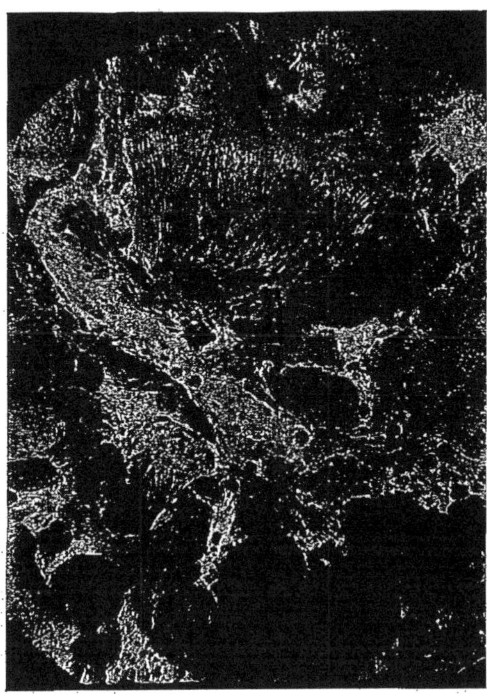

FIG. 59. — Culture dans le bouillon de peau. Faisceaux bactériens. Kystes de dimensions diverses et à divers stades d'évolution. Énorme touffe de tubes bactériens sur lesquels se forment des zooglées. Cette touffe sera ainsi remplacée en totalité par un gros amas de kystes jeunes.

celui de la grande cellule fusiforme du sarcome (fig. 60, 61, 62, 63, 64, 65).

Indépendamment des kystes formés dans leur continuité et à leur extrémité, ces branches bactériennes donnent naissance latéralement aussi à des kystes jeunes accolés à elles sous forme de bourgeons vésiculeux sessiles ou pédiculés.

Tous ces kystes formés par les bactéries contenues dans les traînées ou cordons bactériens, ont la structure et l'évolution des kystes primitifs. Les tubes qu'ils renferment se gélifieront ou se fragmenteront et donneront naissance à des zooglées qui s'entoureront d'une membrane et édifieront de nouveaux kystes.

Dans les pellicules formées à la surface du bouillon de peau, les cordons filamenteux bactériens s'entrecroisent, s'anastomosent, se ramifient, circonscrivent des espaces alvéolaires (fig. 66, 78, 79) et forment

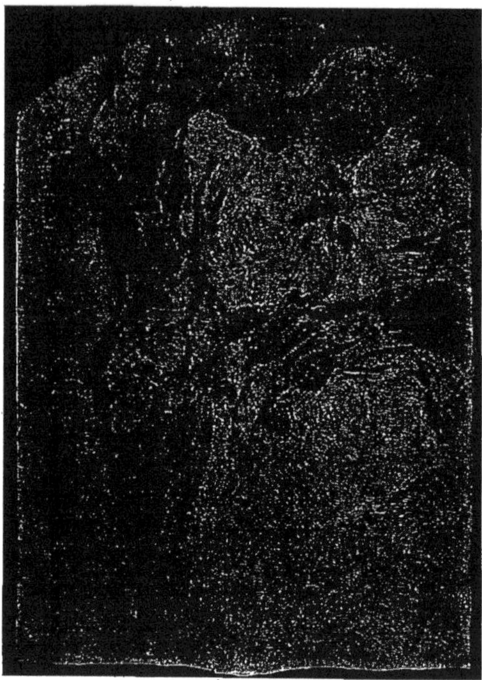

Fig. 60. — Culture en surface dans le bouillon de peau. Cystophore formant des kystes fusiformes ou ovoïdes dans sa continuité ou latéralement. Quelques kystes sont traversés par lui.

un véritable stroma dans lequel sont plongées les fructifications. Cet état marque l'apogée du développement.

D'une manière générale, cette succession de stades peut se résumer dans le schéma suivant :

1re Période végétative, germination.
2e Formation des zooglées.
3e Formation d'une membrane autour des zooglées, enkystement.
4e Déhiscence du kyste. Disparition de la membrane.
5e Apparition des touffes bactériennes formées à l'intérieur du kyste.
6e Formation sur place de zooglées et de kystes jeunes sur les touffes filamenteuses bactériennes qui se gélifient ou se segmentent.
7e Formation à distance, dans les cultures riches, de zooglées et de kystes jeunes sur les traînées filamenteuses bactériennes issues des kystes primitifs.
8e Développement et évolution des kystes de nouvelle formation.

Quelle place cet organisme occupe-t-il dans la systématique?

A l'époque où les cultures étaient à l'état d'ébauche et donnaient un développement insuffisant, rendant l'interprétation difficile, j'ai cru à

FIG. 61. — Culture en surface dans le bouillon de peau. Kystes de diverses dimensions donnant issue à des traînées bactériennes formant des kystes secondaires fusiformes de toutes dimensions.

une fusion cytoplasmique des spores aboutissant à la formation de sporanges et considéré ce micro-organisme comme appartenant à la famille des Myxomycètes ou à une famille très voisine. L'essaim formé par les bactéries paraît, en effet, se comporter comme un plasmodium. M. Mangin, professeur de cryptogamie au Muséum, qui, à multiples reprises, voulut bien m'aider de ses conseils, semblait pencher, sans se prononcer d'ailleurs, vers cette interprétation. C'est à cette époque que j'ai fait paraître dans le *Progrès médical* un article[1] sur ce sujet. A mesure que les formations s'accentuaient dans les cultures, il fallut renoncer à cette idée et Arthur Lister, qui fait autorité en la matière, ne reconnut dans les préparations qu'il eut l'extrême obligeance de parcourir, « aucun stade du développement d'un myxomycète ».

1. BRA. Recherches mycologiques sur les tumeurs épithéliales, *Le Progrès médical*, n° 18, 4 mai 1907.

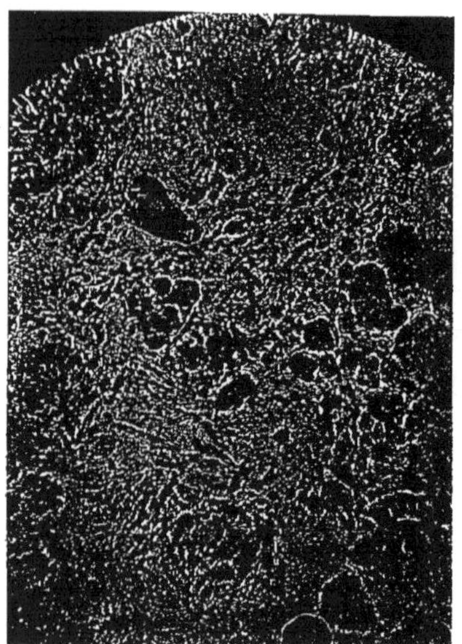

Fig. 62. — Culture dans le bouillon de peau. Kystes de diverses formes, traînées de bactéries et de petits kystes fusiformes.

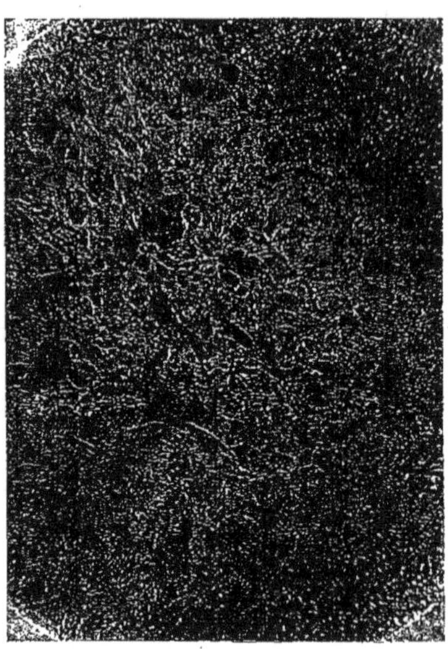

Fig. 63. — Culture dans le bouillon de peau. Petits kystes fusiformes montrant leurs tubes bactériens allant d'un pôle à l'autre.

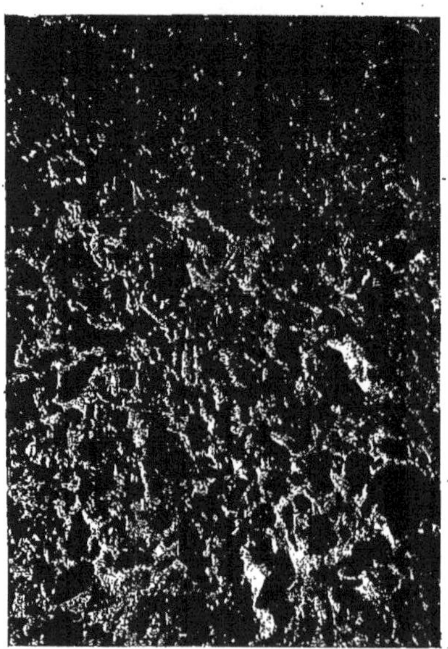

Fig. 64. — Culture dans le bouillon de peau. Petits kystes fusiformes ou ovoïdes.

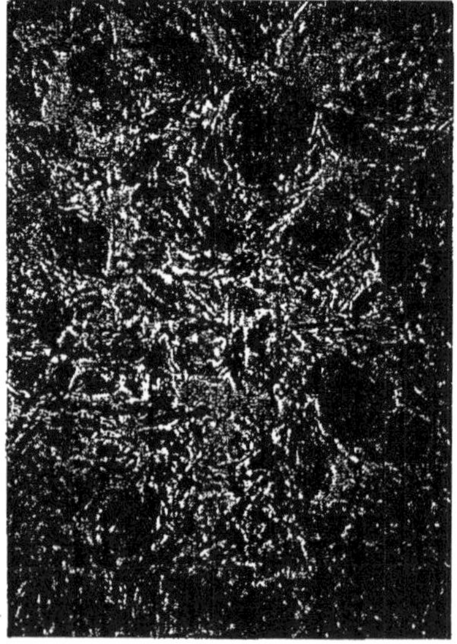

Fig. 65. — Cultures dans le bouillon de peau. Petits kystes fusiformes dépouillés de leur enveloppe et montrant leurs tubes bactériens allant d'un pôle à l'autre. Kystes plus volumineux.

Je revins alors à l'idée d'un champignon imparfait, d'une ébauche d'ascomycète, idée qu'il me fallut encore abandonner sur l'avis des botanistes qui ne rencontraient pas dans les tubes présents dans les cultures, les caractères propres à un vrai mycélium. Bref, j'étais en pleine incertitude lorsque mon attention fut attirée sur un travail récent de H. Müller-

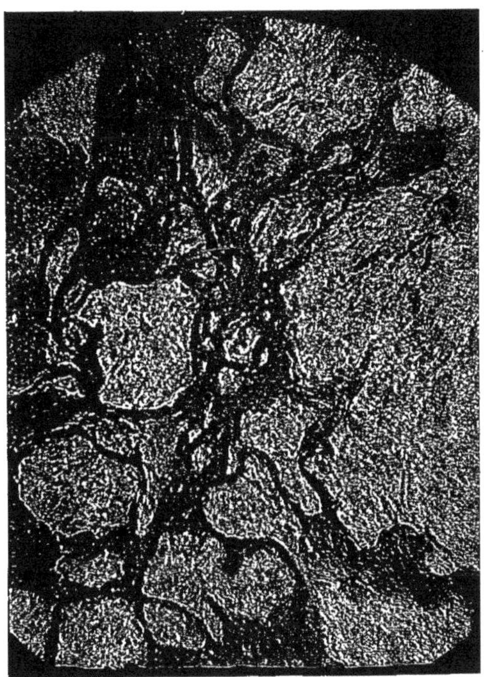

FIG. 66. — Cordons bactériens circonscrivant des espaces alvéolaires et donnant naissance sur leur parcour à des kystes décomposés en leurs tubes bactériens.

Thurgau[1]. C'est une monographie sur les kystes bactériens (Bacteriocysten) signalés pour la première fois en 1892 par Roland Thaxter[2], kystes formés par des organismes dont ce savant étudia le développement en cultures pures et qu'il nomma Myxobactéries, les considérant comme une famille spéciale de Schyzomycètes.

A vrai dire, c'est Schröter[3] qui, en 1889, reconnut le premier la nature

1. H. MÜLLER-THURGAU. Bacterienblasen (Bacteriocysten) *Centralbl. f. Bakter.*, II, Ableilung, XX, Bd, 1908, Nr, 12, 14, 15/17.

2. THAXTER-ROLAND, I. On the Myxobacteriaceae, a new order of schizomycetes. *Botan. gaz.* vol. XVII, 1892, p. 389. Mit 5, Tafeln — II, Further observations on the Myxobacteriaceae. *Botan. gaz.* vol. XXIII, 1897, p. 395. Mit 2, Tafeln — III. Notes on the Myxobacteriaceae. *Botan. gaz.* vol. XXXVII, 1904, p. 405.

3. SCHRÖTER, Kryptogamenflora von Schlesien, Bd. III, 1889, p. 170.

bactérienne de ces organismes, mais, comme il n'en étudia pas le développement, c'est à Thaxter que revient le mérite d'en avoir décrit la biologie et d'avoir marqué leur place dans la classification. Malgré ces travaux et les recherches ultérieures de Bauer[1], de Zucal[2], de Schmith[3], de Quehl[4], cette famille bactérienne est encore peu connue. Comme l'orga-

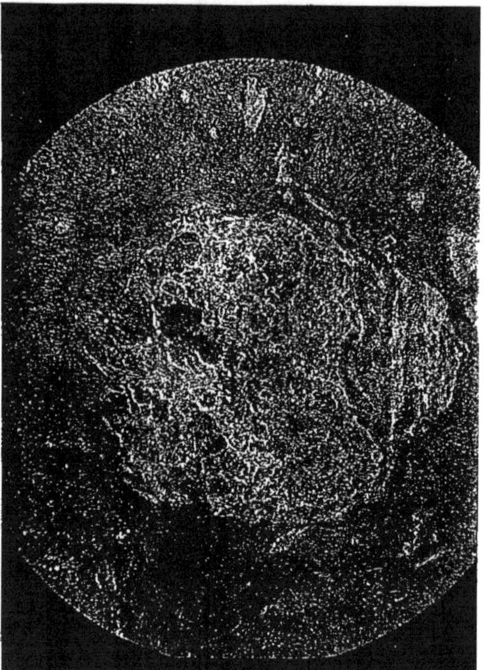

FIG. 67. — Culture dans le bouillon de peau. Kyste bactérien volumineux dont les tubes ont en partie disparu après avoir formé des zooglées qui vont produire des kystes jeunes.

nisme que je cultive, les myxobactéries présentent dans leur évolution deux périodes distinctes, celles de la croissance végétative dans laquelle les bactéries se reproduisent par division, excrètent un mucus au milieu duquel elles vivent agglomérées en essaims, et une période de pseudofructification qui, à la suite d'un développement différant suivant les genres, se caractérise par la formation d'une membrane autour de la zooglée, la production d'un kyste dans lequel se développent des bactéries.

1. BAUER-ERWIN, Myxobakterienstudien, *Archiv. f. Protistenkunde*, Bd. V, 1904, p. 92.
2. ZUCAL, Myxobotrys variabilis als Repräsentant einer neuen Myxomycetengattung, *Ber. d. deutsch, bot. Ges.* Bd. XIV, 1896, p. 340 ff. — Ebenda 1897, p. 17 f. und 542 ff.
3. SCHMITH, A.-L., *Journal of botany*, 1901.
4. QUEHL ALFRED, Untersuchugen über die Myxobakterien, *Centralbl. f. Bakter.* Abt. II, Bd. XVI, 1906, p. 9.

Ces kystes sont disposés sans ordre dans les endroits de l'essaim où les bâtonnets se sont accumulés, ou bien, ils se forment, au nombre de un à plusieurs, à l'extrémité de tiges bactériennes plus ou moins longues, simples ou ramifiées, nommées cystophores.

Lorsque le kyste éclate, son contenu, qui consiste en une masse de bactéries réunies sans ordre ou suivant une disposition régulière par du mucus, s'écoule au dehors.

S'il existe jusqu'ici une analogie évidente entre ces organismes et celui qui fait l'objet de cette étude, la disposition intérieure des kystes paraît différer. Je ne trouve pas les apparentes ramifications et les renflements terminaux dont j'ai parlé. Les auteurs signalent, il est vrai, chez quelques espèces, le *Chondromyces serpens*, le *Polyangium fuscum*, par exemple, la formation de tubes intérieurs intriqués les uns dans les autres et constitués par des bâtonnets raccourcis, mais aucun d'eux, à ma connaissance, ne parle de ramifications. Toutefois, si l'on voulait ranger ce micro-organisme parmi les espèces myxobactériennes jusqu'à présent connues, c'est avec le genre *Chondromyces* qu'il me paraît avoir le plus d'affinités. Dans ce dernier, en effet, les kystes sont formés par des bâtonnets courts dans les endroits de l'essaim où ceux-ci se sont accumulés ou bien à l'extrémité de tiges de cystophores plus ou moins longs. Souvent aussi, dans ce genre, comme il arrive dans mes cultures, le cystophore traverse la fructification et porte un deuxième amas de kystes. Le phénomène se répétant, on voit sur la même tige plusieurs fructifications étagées les unes au-dessous des autres. Thaxter compte ces particularités parmi les caractères distinctifs du genre *Chondromyces*. Il y a donc des similitudes.

Toute la question est de savoir comment seront interprétés les filaments et les ramifications.

Je ne serais pas surpris que cet organisme donnât lieu à des discussions analogues à celles qui se succédèrent au sujet de toute cette série de microphytes considérés tour à tour comme des bactériacées et comme des champignons, l'actynomycose, le farcin du bœuf, etc.... Certaines myxobactéries ont, d'ailleurs été très diversement classées. Link a décrit *Polyangium vitellinum* comme un gasteromycète, Berkeley et Curtis ont considéré *Chondromyces crocatus* comme un hyphomycète et Zucal l'a rangé dans les myxomycètes. Pour Zederbauer, les myxobactéries seraient même une symbiose de bactéries et de champignons filamenteux!

III

LA MYXOBACTÉRIE DANS LES TUMEURS

Morphologie comparée.

Malgré les écarts de dimensions que l'on doit s'attendre à trouver dans des cultures, les formes cellulaires de ce micro-organisme correspondent aux formes cellulaires primordiales des tumeurs dites épithéliales et conjonctives. Elles sont superposables. Il ne s'agit pas d'une ressemblance, il y a identité complète, identité dont la photographie ne donne qu'une faible idée. Voilà le fait. Il éclate à la lecture des préparations, — il n'en est pas moins extrêmement difficile à exposer.

Qu'on s'imagine, en effet, réunis dans une culture, les éléments cellulaires répartis dans les tumeurs les plus variées et l'on comprendra l'impossibilité où je suis, en ces quelques pages, de prendre un par un ces éléments, de les relier entre eux d'abord, puis successivement aux cellules néoplasiques pseudo-tissulaires auxquelles elles répondent. Un volume n'y suffirait pas. Je ne puis qu'esquisser un parallèle à grands traits, me bornant à souligner les points principaux.

Les corpuscules bactériens (fig. 4) qui représentent la phase végétative de cet agent pathogène ne se distinguent en rien des granulations de forme microbienne, des éléments micro-granuleux dispersés dans les espaces intercellulaires, vasculaires, des tumeurs cancéreuses et considérés jusqu'ici comme des détritus cellulaires.

Groupés en zooglées, ils forment des amas denses, granuleux ou finement fibrillaires, qui offrent les différents aspects, formes et dimensions du protoplasma des cellules néoplasiques. Ce dernier est un amas de bactéries, une colonie de micro-organismes.

Les kystes bactériens, dans les tumeurs, suivant leur volume, leur situation, la phase de leur évolution, tantôt simulent le noyau, tantôt constituent la cellule tout entière.

Examinons le premier cas. La zooglée qui marque le début de la pseudofructification, s'entoure en partie d'une membrane et forme un ou plusieurs kystes. Cette masse zoogléique formée de corpuscules bactériens d'aspect granuleux, isolés ou associés bout à bout, constitue, avec le ou les kystes nucléiformes qu'elle contient, la cellule végétale confondue jusqu'ici avec la cellule de l'hôte. Les kystes présentent les apparences du noyau dont ils partagent les réactions colorantes. Ils sont arrondis, ovalaires ou à contours irréguliers. Ils offrent un aspect dense ou réticulé, suivant qu'ils sont distendus par l'action endosmotique du contenu — c'est ce que l'on observe le plus souvent dans les cultures — ou que la membrane se resserre, se plisse, se recroqueville — ce que produisent à peu près régulièrement, dans les coupes de tumeurs, les manipulations histologiques. L'ouverture circulaire cen-

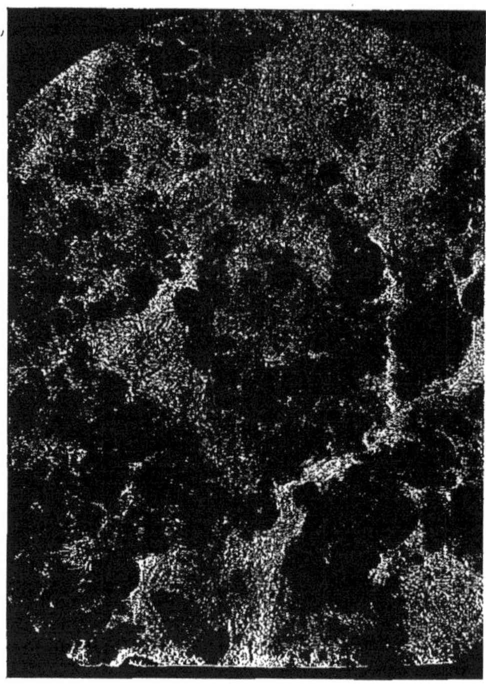

Fig. 68. — Culture dans le bouillon de peau. Kystes dont un certain nombre en couronne ou « en yeux d'oiseau ». La plupart reposent sur les touffes bactériennes finement filamenteuses ou granuleuses qui leur ont donné naissance et qui forment protoplasma. En haut de la figure, une touffe bactérienne finement filamenteuse formant une plaque protoplasmique et sur laquelle un petit kyste se décomposant en ses tubes bactériens, simule une division karyokinétique.

trale ou périphérique, les déchirures de l'enveloppe, les formations qu'ils contiennent simulent le ou les nucléoles.

Au fur et à mesure que les petits kystes se développent dans les zooglées, on observe successivement les divers types cellulaires. Lorsque, infiniment petits, ils commencent à poindre dans la zooglée, c'est la cellule embryonnaire. Suivant la configuration et la dimension de la zooglée, suivant le degré de développement des kystes, selon qu'ils apparaissent à l'état d'unité ou en nombre indéterminé, disséminés, confluents, diversement groupés, simples ou composés, on passe par tous les aspects des cellules uni ou plurinucléées, petites cellules rondes ou polygonales à petits noyaux ou à noyaux hypertrophiques, fibroplastes, masses plasmodiales, plaques protoplasmiques à noyaux multiples, etc....

Dans le second cas, le kyste bactérien à lui seul simule la cellule néoplasique tout entière. L'ouverture circulaire centrale ou périphérique — à travers laquelle apparaissent plus ou moins les éléments du con-

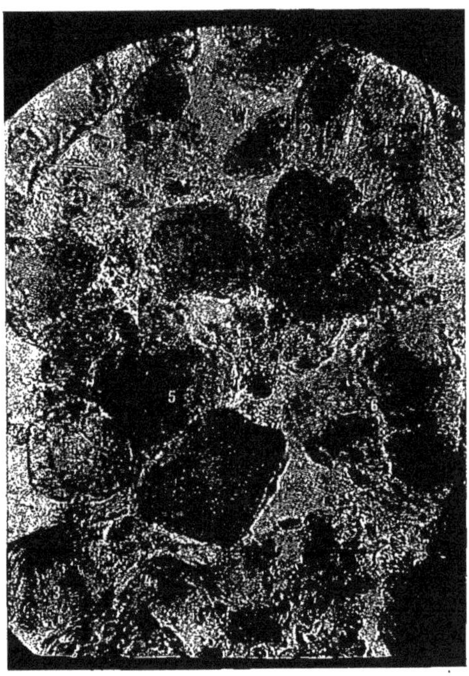

Fig. 69. — Culture dans le bouillon de peau. Kystes bactériens revêtus de leur enveloppe. — Kystes dont les filaments bactériens sont nettement visibles : 1, 2, 3, 4. — Kystes décomposés dont les touffes bactériennes extrêmement fines forment des kystes zooglées : 5, 6.

tenu qui font office de nucléoles — forme le noyau, et la membrane même du kyste compose le protoplasma de la cellule. On a alors sous les yeux, suivant l'épaisseur et la composition de cette membrane, suivant son aspect dense, kératinisé, hyalin, colloïde, les cellules décrites sous le nom de cellules à protoplasma homogène, à protoplasma clair, cellules à corps cellulaire hyperplasique, cellules à capsules hyalines, cellules hydropiques, cellules indifférenciées, cellules cartilagineuses, cellules colloïdes sphériques, isolées ou cohérentes. Les blocs informes compacts, « blocs colloïdes sans noyaux », que constituent ces dernières, sont des kystes composés.

Mais que ces kystes soient entourés de la zooglée dans laquelle ils se sont formés et simulent des noyaux, qu'ils composent à eux seuls la cellule tout entière, leur évolution est la même. La membrane éclate, disparaît, la touffe bactérienne que contenait le kyste s'étale sous forme d'une masse finement granuleuse ou plus ou moins filamenteuse, rayonnée et sur cette masse protoplasmique naissent des kystes jeunes.

Ce processus est particulièrement net dans la figure 69. Il apparaît

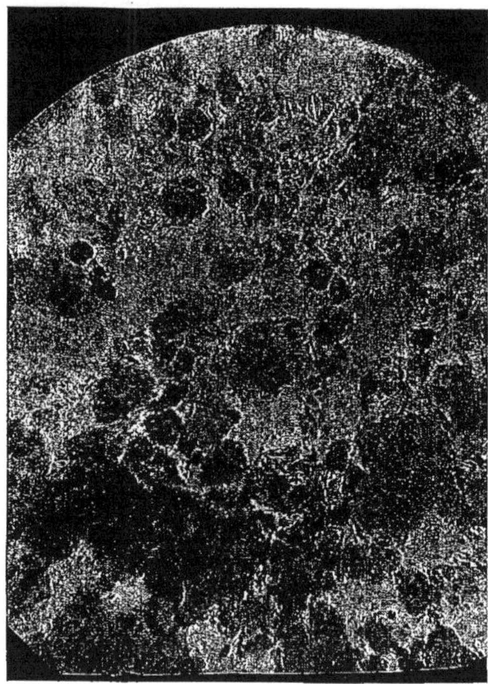

FIG. 70. — Culture dans le bouillon de peau. Petits kystes bactériens de toutes dimensions formés sur les touffes bactériennes finement filamenteuses constituant le protoplasme.

aussi dans les figures 68, 70, 71, 72. Ces petits kystes de nouvelle formation simulent des noyaux et composent alors sur place avec le protoplasme qui les entoure, la cellule cancéreuse à noyaux multiples, la cellule cancéreuse atypique des histologistes, la cellule cancéreuse typique, au contraire, suivant moi, avec toutes ses modalités. On s'explique ainsi « ces divisions cellulaires incomplètes et successives dans lesquelles les noyaux seuls se divisent et se multiplient dans la cellule, tandis que le protoplasma s'accroît sans se diviser » (Cornil).

Lorsque ces pseudo-noyaux, ces petits kystes secondaires accomplissent, à leur tour, leur évolution : ce sont alors « des cellules filles et non plus des noyaux qui s'accumulent dans une seule cellule mère » (Ménétrier). Ce sont les « formations endogènes » des histologistes. L'examen des cultures permet de se rendre compte de cette transformation et l'on constate aisément la métamorphose des « petites cellules rondes uninucléées » en « cellules épithéliomateuses multinucléées ». On s'aperçoit ainsi que sarcome et épithéliome constituent les étapes d'un même processus et l'on a l'explication de ces tumeurs mixtes aux-

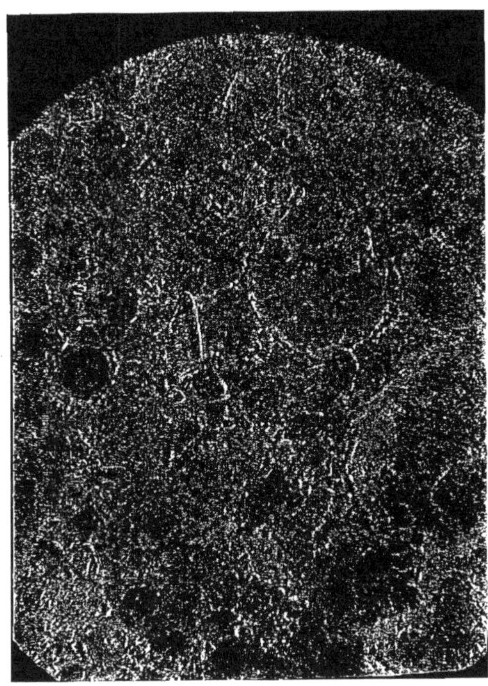

Fig. 71. — Culture dans le bouillon de peau. Kystes de toutes dimensions formés sur les touffes filamenteuses bactériennes provenant, la plupart, de kystes composés. A gauche, un kyste nettement circulaire.

quelles aboutit Ehrlich en partant du carcinome. Transformation évolutive dans les cultures, transformation involutive, régressive dans le fait crucial du savant allemand. Les deux termes d'une démonstration.

En résumé, les principaux types cellulaires caractéristiques des tumeurs dites épithéliales et conjonctives peuvent se rencontrer dans une même préparation. Les cultures sont mixtes — comme les tumeurs de ce nom.

Il est curieux de constater que c'est à la fois sous leur plus petit volume et sous leur forme la plus régulière, la forme sphérique vésiculeuse avec ou sans ouverture centrale circulaire que les kystes ont paru anormaux et ont été différenciés par les histologistes des éléments tissulaires. Ce sont eux qui constituent en majeure partie les « inclusions » énigmatiques le plus souvent signalées dans les travaux parus sur la pathogénie du cancer, inclusions qui ont donné lieu à des interprétations si diverses de la part des histogénistes et des parasitaires.

Ce sont les physalides de Virchow, les corps ronds de Nils Sjöbring,

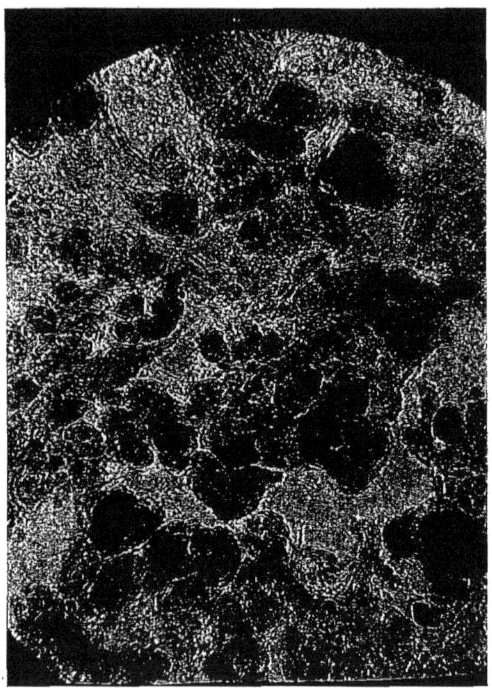

Fig. 72. — Culture dans le bouillon de peau. Kystes de dimensions variées formés sur les touffes bactériennes dont la composition filamenteuse est beaucoup plus nette que dans les figures précédentes (Leitz, *Obj. immersion*, *ocul.* 3).

Soudakewitch, Foa, Ruffer, Walter et Plimmer, Podwyssotzki, Sawtschenko (fig. 73). Il est non moins intéressant de remarquer que si la plupart de ces auteurs étaient dans le vrai en attribuant à ces productions un caractère parasitaire, les histologistes, de leur côté, étaient aussi avisés en les rattachant au « noyau » même de la cellule cancéreuse. Les uns et les autres détenaient une part de vérité.

Dans les tumeurs comme dans les cultures, la disposition des kystes bactériens est sous la dépendance de la disposition même des zooglées qui les ont formés.

Tantôt ils sont groupés sans ordre apparent : Dans ces associations pléomorphes, les kystes composants accomplissent l'évolution décrite plus haut, formant de nouvelles zooglées, de nouveaux kystes qui, à leur tour, produiront des kystes de troisième formation. Il en résultera, en dernière analyse, des amas de cellules cancéreuses, des lobules d'épi-

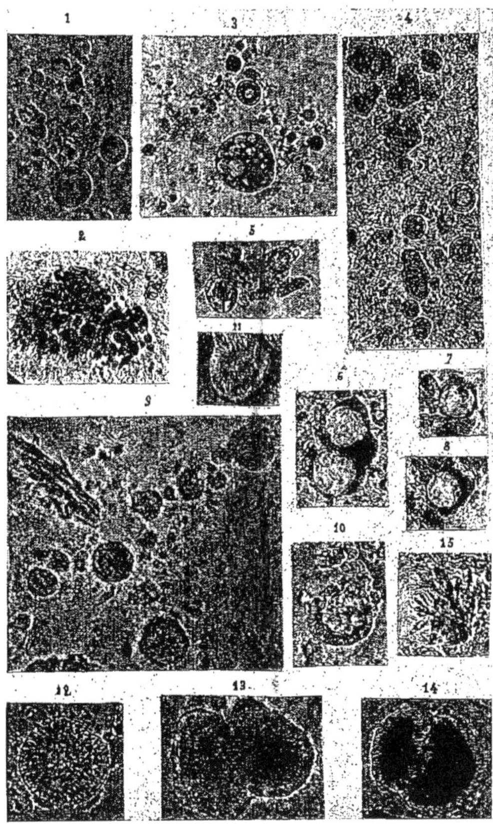

Fig. 73. — Éléments cellulaires des cultures répondant à quelques « inclusions ». 1, 2, 3, 4, 5 : kystes plus ou moins sphériques munis ou non d'une ouverture circulaire. 6, 7, 8 : kystes vésiculeux d'aspect colloïde. 9, 10, 11, 12, 13, 14, 15 : kystes se décomposant, à des stades différents, en leurs touffes filamenteuses bactériennes. 13, 14 : kystes contenant un pigment mélanique.

théliome ayant, au début, la configuration même du groupement primitif.

Ce sont des groupes de kystes bactériens cohérents que représentent ces réunions de cellules kératinisées d'apparence cireuse ou cornée — — kystes à l'état de vie latente ou ralentie — entourées de cellules claires disposées concentriquement et qui ont reçu jusqu'ici le nom de globes épidermiques, productions comparables aux sclérotes, dont les éléments, grâce à l'épaisseur de leur enveloppe, peuvent conserver longtemps leurs facultés germinatives et germent au retour des circonstances favorables.

Tantôt les kystes sont symétriquement ordonnés, forment des kystes composés construits sur un plan régulier.

Ce sont ces kystes composés qui constituent successivement l'adé-

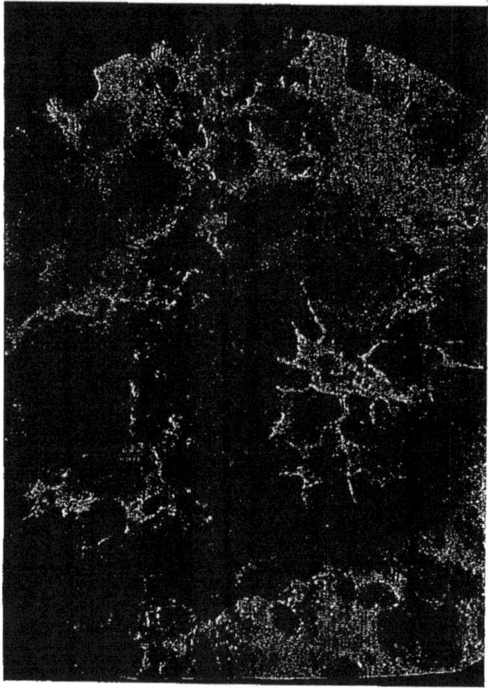

Fig. 74. — Culture dans le bouillon de peau. Kystes et touffes bactériens à divers états d'évolution. A droite, kyste composé volumineux dont les cellules composantes se résolvent en leurs touffes filamenteuses bactériennes sur lesquelles se forment des zooglées et de nouveaux kystes.

nome, l'épithéliome cylindrique, l'épithéliome pavimenteux. Ces trois formations sont l'expression même de leur évolution.

L'adénome correspond à la phase initiale dans laquelle les kystes composants serrés les uns contre les autres et symétriquement rangés en couronne, en groupement aciniforme et encore revêtus de leur enveloppe, apparaissent ovoïdes, cubiques, pyramidaux, caliciformes; l'épithéliome cylindrique à celle où les kystes se décomposent en tubes bactériens (fig. 74, 77) élaborant en file des zooglées et des kystes (fig. 75) de nouvelle formation qui simulent les « noyaux chromatiques, hypertrophiques, segmentés en noyaux secondaires », les « végétations bourgeonnantes » décrits par les histologistes. Les tubes se gélifiant, la cavité entière du kyste se remplit de ces productions qui, libres et évoluant selon le mode exposé dans la partie botanique, deviendront autant de « cellules cancéreuses ». Suivant que le kyste composé primitif était arrondi ou bourgeonnant, anastomosé, plus ou moins ramifié, on

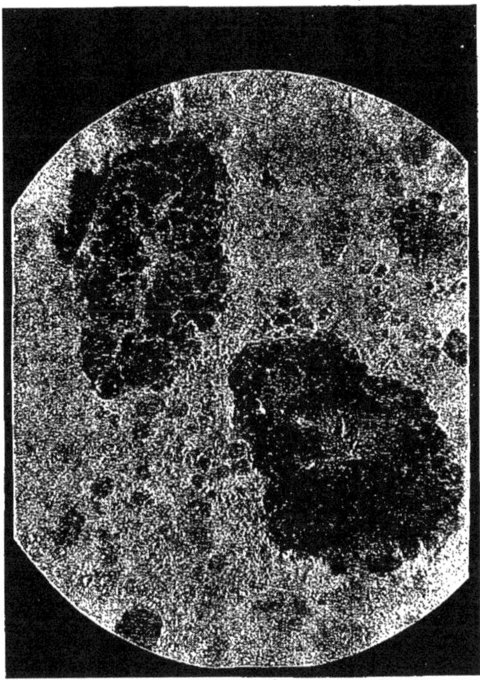

Fig. 75. — Culture dans le bouillon de peau. Kystes bactériens composés dont l'un, à droite, montre encore des vestiges des tubes bactériens qu'il contenait, l'autre, à gauche, est remplacé en totalité par de petits kystes de nouvelle formation.

aura ainsi des lobules (fig. 79) ou des tubulures de morphologie variable.

Ces amas iront sans cesse en augmentant de volume par suite de l'accroissement et de l'évolution ultérieure des kystes jeunes qui se détacheront de la masse, repulluleront sur place et généraliseront ainsi l'infection.

Adénome, épithéliome cylindrique, épithéliome pavimenteux, représentent donc les phases d'une simple évolution botanique, les trois étapes d'un même processus. On a ainsi l'explication de la gradation constatée depuis longtemps par les histologistes entre ces types néoplasiques.

Les touffes filamenteuses bactériennes qui se forment dans les kystes et qui apparaissent, en partie ou en totalité, à mesure que la membrane se déchire, ont donné lieu, suivant leurs formes et leurs dimensions, aux interprétations les plus diverses. Ce sont elles qui composent les « arborescences », le « chevelu » des noyaux des cellules cancéreuses, les

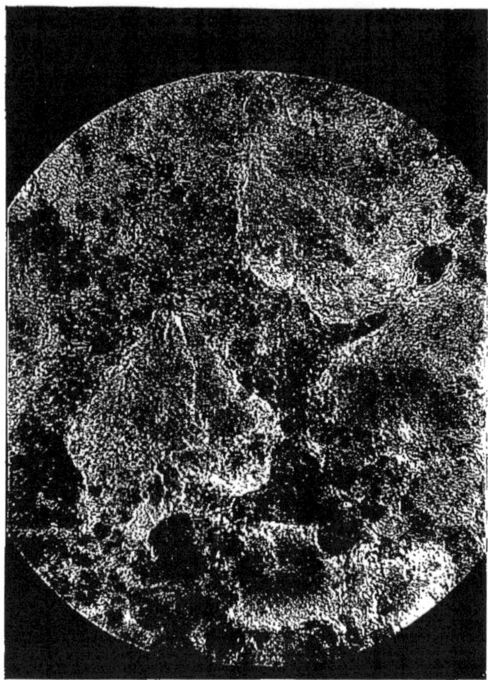

FIG. 76. — Culture dans le bouillon de peau. Kystes de diverses dimensions groupés en larges bandes qui circonscrivent des espaces dans lesquels on aperçoit des touffes filamenteuses bactériennes à divers états d'évolution. Plusieurs se gélifient ou se fragmentent et forment des zooglées et des kystes jeunes.

radiations symétriques du protoplasma, les altérations cellulaires qui ont évoqué l'idée de cellules ovulaires, d'œufs amœboïdes de spongiaires. Ce sont ces tubes qui constituent les bâtonnets chromatiques de la karyokinèse observée dans certaines cellules cancéreuses (fig. 68), bâtonnets qui, d'après les histologistes eux-mêmes, diffèrent de ce que l'on est habitué de voir normalement dans ce mode de division. Fabre Domergue fait remarquer, à ce propos, que ces bâtonnets sont « droits, courts, légèrement fusiformes, orientés vers un centre commun ». C'est la forme, l'orientation même des tubes que j'ai décrits.

Lorsque plusieurs petits kystes formant un kyste composé épanouissent à la fois leurs touffes bactériennes, on dit qu'il y a division bi-tri-multipolaire.

Ce sont ces filaments qui, perçant les membranes, forment les filaments d'union de cellules en cellules, les tubes radiés du « périthéliome » qui ne diffèrent des tubes de l'épithéliome que par leur orien-

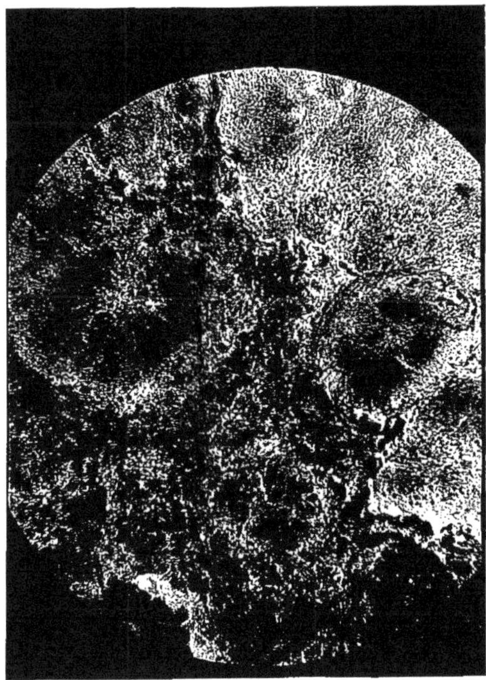

Fig. 77. — Culture dans le bouillon de peau. Traînées de bactéries et de kystes jeunes circonscrivant des alvéoles qui contiennent des touffes bactériennes sur lesquelles se forment des zooglées et de nouveaux kystes bactériens.

tation excentrique. Ce sont enfin les « inclusions radiées », si bien décrites par Soudakewitch, Foa et d'autres auteurs (fig. 75). Nous avons enfin vu que les touffes filamenteuses bactériennes composent à elles seules le protoplasma même de la cellule cancéreuse.

Les longs filaments bactériens formés dans les pellicules à la surface des cultures, ne sauraient être distingués des filaments qui composent le stroma adventice pseudo-conjonctif des tumeurs (fig. 54, 55, 56, 57, 58). Les kystes fusiformes ne diffèrent en rien des petites et grandes cellules fusiformes néoplasiques; les filaments bactériens qui traversent ces kystes (fig. 60, 61, 62, 63, 64, 65) offrent la même structure, la même disposition que les filaments grêles, allongés dans le sens du grand diamètre, d'un pôle à l'autre, que l'on remarque dans la cellule fusiforme. Cette dernière ne dérive donc pas plus de la cellule conjonctive normale que la cellule cancéreuse de la cellule épithéliale. C'est le kyste bactérien arrondi ou irrégulièrement arrondi dans le premier cas, fusiforme dans le second. Leur évolution est la même.

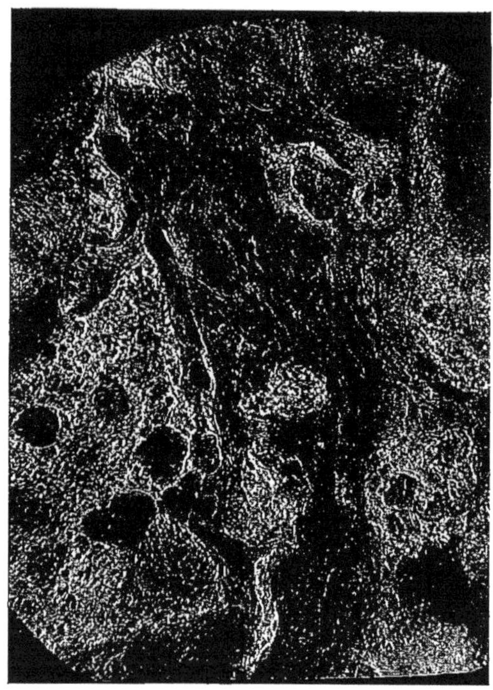

Fig. 78. — Culture en surface dans le bouillon de peau. Faisceaux bactériens dans lesquels se forment des zooglées et des kystes jeunes. Kystes de diverses grandeurs.

Que les filaments bactériens, grêles, filiformes, se réunissent et s'allongent en faisceaux d'aspect fibrillaire, qu'ils forment des traînées, des files de kystes fusiformes, allant du diamètre de la fine cellule conjonctive à celui de la grande cellule fusiforme, qu'ils s'associent pour former des faisceaux plus compacts (fig. 59, 60, 61, 66, 78), que ces faisceaux soient nus ou s'entourent d'une gaine commune, qu'ils aient une orientation rectiligne ou qu'ils forment des tourbillons, qu'ils s'entre-croisent dans un fouillis inextricable, un feutrage serré, qu'ils composent d'épaisses travées s'anastomosant et circonscrivant des lacunes irrégulières, qu'ils fabriquent une trame alvéolaire (fig. 79) dans laquelle s'élaborent et évoluent des kystes de nouvelle formation, toutes ces modalités sont la représentation exacte des modalités mêmes que présente le stroma adventice pseudo-conjonctif non seulement des cancers de la série conjonctive mais des cancers épithéliaux, modalités qui servent à caractériser en grande partie, les innombrables variétés néoplasiques, depuis le simple fibrome jusqu'à l'envahissant

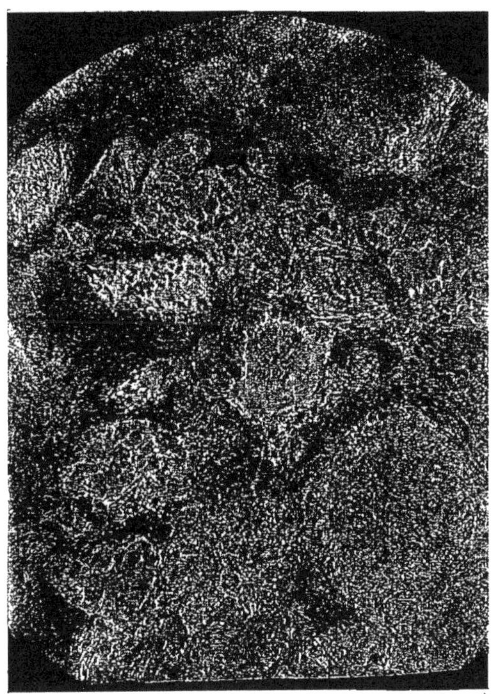

Fig. 79. — Culture en surface dans le bouillon de peau. Alvéoles dans lesquels les touffes bactériennes en partie disparues ont formé des zooglées et des kystes jeunes. Faisceaux et traînées bactériens circonscrivant les alvéoles. Au centre de la figure, petit espace contenant une touffe bactérienne et autour duquel s'ordonnent sur un seul rang de petits kystes cylindriques reliés par un court pédicule aux branches bactériennes environnantes.

et destructeur « fibrome alvéolaire » pour me servir d'une expression de Cornil et Ranvier.

Les faits que je viens d'exposer démontrent que l'on est en présence d'un micro-organisme particulièrement apte à usurper dans les tumeurs les apparences des éléments avec lesquels il a été jusqu'ici confondu. Il ne s'agit donc pas dans le cancer d'une auto-infection par des cellules tissulaires déviées de leurs fonctions et devenues pathogènes. Il ne s'agit pas non plus d'un processus inflammatoire, d'une multiplication indéfinie des éléments cellulaires normaux sous l'influence d'un agent virulent et toxique.

Il s'agit d'un organisme végétal qui s'introduit, s'implante dans l'organisme animal et qui, par une sorte de mimétisme, revêt les différents aspects des cellules tissulaires, cellules aux dépens desquelles il vit et auxquelles il se substitue.

Ce ne sont pas les éléments autochtones qui prolifèrent, ce sont les cellules végétales qui se multiplient, envahissent, détruisent les éléments normaux.

C'est bien une infection, mais une infection qui diffère des infections actuellement connues, du moins dans le règne animal.

Dans le règne végétal, comme je l'ai fait remarquer ailleurs, les exemples de ces confusions dans lesquelles des cellules parasitaires ont été prises pour les cellules de l'hôte ne sont pas rares et sont bien connues des botanistes, c'est ainsi que dans la hernie du chou, il est à peu près impossible, au commencement, de distinguer dans une cellule le plasmodium parasite du plasma normal de la plante nourricière, c'est ainsi que chez les Saprolégniées, des Chytridinées parasites ont été prises pendant longtemps pour les organes de la plante nourricière et décrites comme tels, etc.

Dans le cancer, l'erreur commise s'explique d'autant mieux que les différents extraits d'organes ajoutés aux milieux de culture de l'agent pathogène semblent lui imprimer un cachet particulier et cette déclaration de principe émise par Ménétrier : « il n'y a pas des cancers cylindriques, des cancers pavimenteux, des cancers glandulaires, mais bien des cancers épidermiques, des cancers hépatiques, des cancers biliaires, gastriques, etc.... » cette vue propre à l'auteur pourrait être interprétée dans ce sens que le parasite règle son évolution, modifie ses formes suivant la composition chimique particulière des organes qu'il envahit.

Il convient même de se demander dès maintenant si le cancer constitue un fait unique de ces confusions en pathologie humaine et si les affections rangées sous le nom d'épithélioses ne donneront pas lieu à de semblables constatations.

Le micro-organisme que j'ai essayé de décrire est-il l'unique parasite du cancer, du cancer compris dans la large acception que lui donne Ménétrier? Quoique étant parti pour ce travail, comme je l'ai dit en commençant, d'une seule et même semence, j'ai pratiqué d'autres ensemencements et ai obtenu des cultures des néoplasmes les plus variés. Je ne puis cependant être affirmatif sur cette question de l'unité du germe car, pour nombre de ces ensemencements, je n'étais pas encore arrivé à la formule définitive du milieu et le développement n'a pas été suffisant. Mon impression, cependant, est que les cultures actuelles renferment les éléments nécessaires à la constitution des diverses variétés néoplasiques et que, si dans les tumeurs il n'y a pas unité absolue, il n'y a pas non plus de micro-organismes de nature différente; tout au plus pourrait-on avoir affaire à une espèce non homogène formée par une série de souches très voisines. C'est, je le répète, une simple impression.

Il est possible que je me trompe au point de vue de la classification; il est certain, d'autre part, que le parallèle ébauché entre les éléments cellulaires des cultures et les éléments néoplasiques est fort incomplet, laisse beaucoup à désirer, mais, qu'il s'agisse d'une bactériacée, qu'un développement ultérieur plus parfait, insoupçonné, arrive à placer ce micro-organisme parmi les *fungi imperfecti* ou l'élève au rang des ascomycètes dont il évoque vaguement à l'esprit les fructifications, que l'on découvre même une symbiose, il est une chose qui ne pourra, je pense, m'être contestée dans l'histoire de l'agent du cancer, c'est d'avoir trouvé son milieu de culture, de l'avoir fait germer, de l'avoir amené à un développement tel que son assimilation avec les éléments cellulaires des tumeurs s'impose d'elle-même à la lecture des préparations, rendant ainsi à la rigueur l'expérimentation superflue. La nature végétale du cancer et son caractère d'organisme parasite ressortent nettement, en effet, de l'examen même des cultures.

Paris, le 12 juillet 1909.

Dr M. Bra

TABLE DES MATIÈRES

64646. — Imprimerie LAHURE, 9, rue de Fleurus, à Paris.